킬러 스트레스

킬러 스트레스

—사람 잡는 스트레스, 그 정체와 대처법

Killer Stress

NHK 특별취재팀 지음 | 권일영 옮김

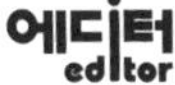

| 머 | 리 | 말 |

삶에 빛을 주는 스트레스 대책

우울병으로 죽어 가는 불쌍한 물고기

"물고기도 스트레스를 받으면 우울병에 걸린다는 거 아십니까?"

우리가 '킬러 스트레스' 기획을 하면서 NHK방송국 내부 프로그램 편성 결정권자를 설득할 때 한 말이다.

작은 물고기 한 마리를 아주 사나운 천적이 있는 실험 수조에 넣는다. 작은 물고기는 잡아먹히지 않으려고 죽어라 피해 다닐 테지만 사실 천적은 보이지 않는 유리 칸막이를 사이에 두고 건너편에 있다. 작은 물고기는 전혀 위험할 일이 없다. 스트레스만 주려는 것이다. 긴장 상태에 있는 작은 물고기는 천적이 조금만 움직여도 깜짝 놀라는 반응을 보인다.

이윽고 작은 물고기는 수조 바닥에서 거의 움직이지 않게 된다. 스트레스 때문에 우울병 상태이기 때문이다. 먹이도 먹지 않다가 죽어 버리는 일까지 있다고 한다. 만약 내가 샐러리맨이라면 마음에 들지 않는 상사나 까다로운 거래처에 둘러싸여 하루하루 스트레스에 짓눌리는 처지를 이 작은 물고기와 비슷하다고 여기지 않을까?

스트레스와 함께하는 삶

우리는 이 세상에 태어난 순간부터 스트레스와 함께 살아간다. 스트레스로부터 벗어나려고 발버둥치지만 죽을 때까지 스트레스에서 해방될 수 없다.

산다는 건 바로 스트레스와 함께한다는 이야기다.

기원전 동양의 현자가 '일체개고(一切皆苦)'라고 했다. 스트레스와 싸우는 일은 우리 모두에게 주어진 숙명이며 그것은 21세기인 지금도 변함없다.

그러나 이 점만은 강조하고 싶다. 인류는 아득히 먼 옛날부터 스트레스와 승산이 없는 전쟁을 벌여 왔다. 그렇지만 그 과정에서 상상도 못했던 결과들을 얻었다. 간단하게 이야기하면 그것은 스트레스의 정체를 풀어 줄 과학의 진보다. 특히 최근에 밝혀진 스트레스에 관한 지식이나 실천 방법은 아는 사람과 모르는 사람, 하고 있는 사람과 하지 않는 사람 사이에서 '인생의 빛'에 큰 차이가 벌어질 지경이다.

이 책은 그 연구와 실천의 최전선으로 안내한다. 그리고

다 읽고 난 뒤에는 계속 밀려드는 스트레스를 마치 투수가 던진 야구 공을 '멈춘 공'처럼 확실하게 노려보며 '과학적 효과가 입증된 대책이라는 이름의 방망이'를 계속 힘차게 휘두르는 타자가 될 수 있으리라.

스트레스에 휘둘려 애를 태우며 건강을 망가뜨리던 나날에 작별을 고한다. 이제 우리는 겁을 집어먹고 수조 밑바닥에 죽은 듯 가라앉은 작은 물고기 같은 삶에서 벗어날 수 있다.

필요한 부분부터 읽기 시작해도 된다

이 책의 전체적인 모습을 소개하겠다. 우선 제목인 '킬러 스트레스'부터. 이 제목은 학술 용어는 아니지만 학계에서 스트레스를 표현할 때 흔히 '킬러'에 빗대는 일이 종종 있었다. 우리는 잘 어울리는 표현이라고 생각해 프로그램 이름을 '킬러 스트레스'라고 부르기로 했다.

"우리가 안고 있는 스트레스, 자칫하면 우리를 죽음으로 이끌지도 모릅니다."

이런 불온한 경고를 포함한 메시지다. 또한 스트레스는 과연 어떻게 사람을 죽이는가, 그 대책은 어떤 것인가 하는 생각을 떠올리게 만들려는 의도가 담겨 있다. 이 책도 이런 흐름을 이어받아 구성했다.

제1장에서 우리는 '스트레스 체크'를 한다. 간단하게 할 수 있는 점검이지만 놀랍게도 내가 받고 있는 스트레스가 조만간 병을 일으킬지 어떨지 예측할 수 있다. 이 점검을 통해 알게 될 스트레스 점수는 대부분의 사람들에게 뜻밖의 결과이리라. 사람들은 자기 자신에 대해 제대로 모를 때가 많다. 스트레스 대책의 출발점은 자기가 얼마나 위험한 상태에 놓여 있는지 깨닫는 데에 있다. 일단 속는 셈치고 시도해 보기 바란다.

제2장과 제3장은 스트레스가 우리의 몸과 마음을 좀먹는 메커니즘에 관한 최신 정보를 모았다. 스트레스가 뇌와 신체를 파괴해 가는 과정이 얼마나 무시무시한지 실감하게 될 것이다. 제4장부터 제6장까지는 스트레스 대응책을 소개하는데, 이 대책들이 왜 효과가 있는지 알 수 있는 정보들도 함께 실었다. 그렇지만 '어쨌든 빨리 스트레스 해결책을 알고 싶다'고 생각하는 분은 바로 후반부로 건너뛰어 궁금증을 푼 뒤에 의문이 생길 때 돌아와 설명을 읽어도 괜찮을 거라고 생각한다.

후반부는 우리가 자신 있게 권하는 각종 스트레스 대책이다. 여기서 소개하는 대책은 모두 어렵거나 까다롭지 않다.

제4장에는 생리학적 측면에서 스트레스에 굴복하지 않기

위해서는 어떤 운동을 하고 식생활을 어떻게 해야 하는지 알려드리는 최신 정보를 담았다. 이어지는 두 장에서는 심리학적, 정신의학적 측면에서 제공하는 스트레스 대책을 소개한다. 실제로 해 보면 '효과가 있구나', '기분이 좋다'는 확실한 느낌을 받는다.

제5장에서 다루는 '코핑(coping)'이라는 방법은 현재 임상 심리 세계에서 주류를 이루는 인지행동요법을 일반인의 스트레스 대책에 응용한 것이다.

제6장에서 다루는 내용은 얼마 전부터 일종의 붐을 이루는 '마인드풀니스(mindfulness)'다. 서점에 가면 아주 많은 관련 서적이 나와 있다. 그렇지만 이번에 NHK 스페셜에서 다루기 전까지만 해도 텔레비전 매체를 통해서는 보도된 일은 거의 없었다. '주술처럼 이상하다', '진짜 효과가 있는가?' 하는 비판이 두려웠기 때문이다. 이번에는 이러한 반응에 제대로 대처할 수 있도록 마인드풀니스의 효과나 메커니즘을 과학적인 관점에서 밝히는 연구자들을 직접 만나 철저하게 취재했다. 그런 성과를 정리한 이 책에서는 왜 마인드풀니스가 스트레스 대책으로 효과가 있는지, 과학적인 면에서 거듭 살펴본 다음에 기본적인 노하우를 익힐 수 있도록 구성되어 있다.

그리고 끝부분에 미래를 위한 제언으로 어린이들이 겪는 스트레스를 다루었다. 현대사회를 살아가는 우리가 어떻게 하면 어린이들을 극심한 스트레스로부터 지켜낼 수 있는지, 반드시 함께 고민해야 할 문제다.

이 책을 쓴 사람은 NHK 스페셜 시리즈 '킬러 스트레스' 감독인 아오야기 요시노리(青柳由則: 제1, 3, 4장 집필)와 우메하라 유키(梅原勇樹: 제2, 4, 5, 6, 마지막 장 집필)이다. 두 필자는 각각 NHK 과학 관련 프로그램과 교양 관련 프로그램을 대표하는 베테랑 제작자이며 제작한 프로그램은 지금까지 사회에 적지 않은 영향을 주어 왔다. 그리고 이번에도 세계에 흩어진 연구와 실천의 최전선을 찾아 꼼꼼하게 취재하고 다른 서적이나 인터넷에는 없는 정보를 가지고 돌아왔다.

이 책에는 시간 제약이 있는 방송 프로그램 안에서는 다 소개할 수 없었던 정보도 남김없이 수록했다. 그러면 이제 준비를 하여 함께 스트레스가 넘쳐나는 수조에서 뛰쳐나오기 위한 여행을 떠나자.

NHK 대형기획개발센터 수석 프로듀서

이부키 도시히데(矢吹寿秀)

| 차 | 례 |

제3장
건강을 좀먹는 스트레스의 폭주

제4장 스트레스 극복 대책 ❶
뇌를 변화시키는 운동과 병을 예방하는 식생활

제5장 스트레스 극복 대책 ❷
스트레스를 관찰하고 대처하는 코핑

제6장 스트레스 극복 대책 ❸
세계적인 관심을 모으는 마인드풀니스

제7장
우리 아이들을 스트레스로부터 지키자

[제1장]

킬러 스트레스의 정체

스트레스는 그야말로 흘러넘친다.
출퇴근 만원 전철을 타면 짜증스럽고,
직장 상사에게 질책당하면 풀이 죽는다.
마음이 맞지 않는 상사와 술을 마시러 가야 하면
몸과 마음이 두루 피폐해진다.
직장 생활을 하는 사람만 스트레스가 쌓이는 게 아니다.
전업주부도 스트레스를 느낀다.
혼자 해내야 할 가사와 육아,
신경 쓰이는 다른 어머니들과의 인간관계나 학부모 활동,
이웃에서 일어나는 갈등에
어쩔 수 없이 휘말리기도 한다.

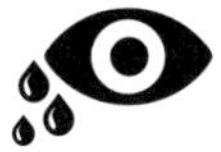

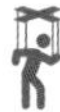

접속 쇄도! 엄청난 반향을 일으킨 스트레스 체크

독자 여러분은 이제 소개할 '라이프 이벤트 스트레스 체크'를 해 보시기 바란다. 스트레스를 줄이려면 반드시 자기가 지금 '어떤 스트레스'를 '얼마나 받고 있는지' 알아야 한다. 방송에서 이 스트레스 체크를 소개한 뒤 NHK 스페셜 공식 홈페이지에 공개했더니 예상을 크게 넘어서는 접속자들이 몰렸다.

'지금 당신은 스트레스가 쌓인 상태입니까?'라고 질문하면 어떻게 답변할까? '조금은 스트레스를 느끼지만 심각하지는 않다'고 답변하는 사람이 많을 거라고 생각한다. 그렇지만 실제로 시험해 본 시청자들은 '○○였어. 큰일이네'라거나 '스트레스가 있을 줄은 알았는데 이 정도라니'라는 목소리를 트위터에 많이 올렸다. 그 가운데는 아주 심각한 상태로 밝혀진 사람도 있어 인터넷 상에는 비통한 목소리가 넘쳤다.

스트레스 체크 방법은 간단하다. 요 1년 사이에 자기가 경험한 항목에 체크하고 그 항목 오른쪽에 있는 점수를 더해가면 된다. 체크는 몇 번을 해도 좋다. 비슷한 항목이 있어서 어느 쪽에 체크해야 할지 망설여질 때는 점수가 높은 쪽에 하는 것을 원칙으로 삼는다.

라이프 이벤트 스트레스 체크		
배우자의 죽음	83	
회사 도산	74	
친족의 죽음	73	
이혼	72	
부부 별거	67	
회사를 바꿈	64	
나의 병이나 부상	62	
바빠서 심신 과로	62	
3000만 원 이상의 빚을 짐	61	
업무를 하다가 실수	61	
독립 · 창업	61	

단신 부임	60	
좌천	60	
가족 건강이나 행동에 큰 변화	59	
회사의 구조 조정	59	
친구의 죽음	59	
회사의 흡수 · 합병	59	
수입 감소	58	
인사이동	58	
근로조건의 큰 변화	55	
업무 부서 이동	54	
동료와의 인간관계	53	
법률적 문제 발생	52	
3000만 원 이하의 빚을 짐	51	
직장 상사와의 갈등	51	
발탁에 따른 부서 이동	51	
아들이나 딸이 집을 떠남	50	
결혼	50	
성적 문제 · 장애	49	

부부 싸움	48	
가족이 늘어남	47	
수면 습관의 큰 변화	47	
동료와의 갈등	47	
이사	47	
주택 대출	47	
자녀 입시 공부	46	
임신	44	
고객과의 인간관계	44	
업무 페이스가 바뀜	44	
정년퇴직	44	
부하 직원과의 갈등	43	
업무에 몰두	43	
주거 환경의 큰 변화	42	
직장의 인원 감축	42	
사회 활동의 큰 변화	42	
직장 업무의 자동화	42	
가족 구성의 변화	41	

자녀가 다니는 학교가 바뀜	41	
가벼운 법률 위반	41	
동료의 승진 · 승격	40	
기술혁신의 진보	40	
업무 페이스가 빨라지고 활동이 늘어남	40	
나의 승진 · 승격	40	
아내(남편)가 일을 그만둠	40	
업무 예산의 부족	38	
자기 습관의 변화	38	
개인적 성공	38	
아내(남편)가 일을 시작	38	
식습관의 큰 변화	37	
여가 시간 감소	37	
업무 예산 확보	35	
장기 휴가	35	
직장 인원 증가	32	
여가 시간 증가	28	
수입 증가	25	

평가 기준은

- 260점 이상 ⇒ 스트레스가 많은 요주의 단계
- 300점 이상 ⇒ 병이 날 가능성이 있는 단계

나의 스트레스를 제대로 인식하기 위해서도 반드시 점검하시기 바란다.

스트레스란 '변화'다

자, 합계 점수가 얼마나 나왔는가? 생각보다 높은 점수가 나오지 않았을까? 그 원인은 아마 '결혼', '업무에 몰두하다', '업무 페이스가 빨라지고 활동이 늘었다', '개인적 성공', '여가 시간 증가', '수입 증가'와 같이 흔히 '좋은 일', '기쁜 일'로 여겨지는 라이프 이벤트가 스트레스를 주는 요소로 열거되어 있기 때문 아닐까? 그런 일들을 스트레스 요소로 꼽은 진짜 의미는 무엇일까?

이 '라이프 이벤트 스트레스 체크'는 원래 미국 심리학자인 토머스 홈스(Thomas Holmes)와 리처드 라헤(Richard Rahe)가 만들어낸 스트레스 평가 방법을 일본의 오사카쇼인 여자대학(大阪樟蔭女子大学) 명예교수인 정신과 의사 나쓰메

마코토(夏目誠) 씨를 비롯한 연구자들이 일본인을 대상으로 스트레스에 대한 조사와 연구를 바탕으로 다시 만든 것이다.

이 방법을 통해 스트레스란 무엇인가를 다시 정의하면, 그것은 '변화'라고 할 수 있다. 좋은 일이건 나쁜 일이건 어떤 상태에서 다른 상태로 바뀌는 큰 변화가 있을 때 사람들은 그것을 스트레스로 받아들이게 된다. '결혼'이나 '성공'이 목록에 들어 있는 까닭은 바로 이 때문이다.

이 표에서 읽어 낼 수 있는 또 한 가지 중요한 메시지는 '살아 있는 한 스트레스가 없는 상태는 있을 수 없다'는 점이다. '배우자의 죽음'도 스트레스지만 '자식이나 손자가 태어나 새 가족이 늘어난다'는 경사 또한 스트레스다. 말하자면 사람은 탄생부터 죽음에 이르기까지 모든 것이 스트레스의 원인이 될 수 있다. 그래서 살아 있는 한 스트레스가 전혀 없는 날은 찾아올 리 없다.

나쓰메 씨가 강조하는 바는 스트레스란 업무뿐만 아니라 사생활에서도 생겨나며 그걸 합친 분량이 커지면 생명에 지장이 있을 만한 위험으로 다가온다는 사실이다. 나쓰메 씨는 이렇게 말한다.

"한창 일할 때인 분들은 스트레스라고 하면 회사에서 받는 스트레스만 떠올리기 쉬운데 자기뿐만 아니라 가족의 건강 문제나 주변 사람들의 죽음, 자녀 양육 고민, 그리고 부부 갈등처럼 아주 사적인 라이프 이벤트도 스트레스를 일으킵니다. 그런 스트레스 때문에 받는 손상은 업무 스트레스 때문에 받는 충격과 마찬가지여서 결코 작지 않습니다."

이 말은 그야말로 내가 한 검사 결과와 딱 맞아떨어졌다. 내가 '라이프 이벤트 스트레스 체크'를 직접 해 본 결과는 예상을 훨씬 웃돌았다. 300점이 넘는 '고득점'을 기록했다. 생각해 보니 1년 사이에 부서 이동과 이런저런 특집 프로그램 제작이 겹쳐 쌓인 업무 스트레스뿐 아니라 사생활에서도 주택 대출 같은 정신적인 압박감을 받았다. 그 결과 높은 점수를 받기는 했지만 더 심각한 문제는 병이 날 만큼 많은 스트레스가 쌓였다는 자각이 전혀 없었다는 사실이다.

스트레스 때문에 죽고 싶지는 않다

일상생활 속에서 무심하게 넘어가는 스트레스. 이런 스트레스가 나도 모르는 사이에 내 목숨을 위협하는 '킬러 스트레스'로 변할지 모른다.

이날 국립순환기병연구센터에 킬러 스트레스가 원인인

것으로 의심되는 환자가 이송되어 왔다. 요시다 쓰토무(吉田勉 가명, 50세) 씨였다. 현장에 긴장감이 흘렀다. 구급대원이 국립순환기병연구센터 의료진에게 증세가 나타났을 때의 상황이 어떠했는지, 그리고 현재 상태를 정확하게 전달하면서 요시다 씨를 들것에 눕혀 병원 안으로 옮겼다.

요시다 씨는 아침에 일어났을 때 지금까지 겪어 본 적 없는 심한 가슴 통증을 느꼈다. 가족이 구급차를 불렀다. 혈압이 높아지고 맥이 불규칙하게 뛰었다. 3개월 전에 직장을 잃고 새 일자리를 찾던 중에 일어난 일이었다.

의사는 이렇게 말했다.

"혈압이 높았던 건 스트레스가 원인이겠죠."

그래서 심근경색이 아닐까 의심했다. 심장은 24시간, 365일 계속 뛰기 때문에 많은 산소와 영양이 필요하다. 심장에는 수많은 혈관이 퍼져 있어 이 혈관이 막히면 심근경색이 일어난다. 심장으로 가야 할 혈액이 부족해지면 박동이 불안정해지며 최악의 경우에는 정지하고 만다. '돌연사'로도 이어지는 무서운 병이다.

요시다 씨의 심장 상태를 꼼꼼하게 검사한 결과 역시 심근경색이라는 사실이 밝혀져 긴급 입원하게 되었다. 심장혈관내과 노구치 데루오(野口輝夫) 부장은 이 병이 얼마나 무서운

지 다음과 같이 설명했다.

"가슴이 아파 구급차를 불렀지만 증세가 가라앉아 얼핏 보기에 멀쩡해 보이는 사람이 다음 순간 눈에 흰자위를 드러내며 심장 정지 상태가 되는 경우가 있죠."

요시다 씨는 동맥경화 때문에 심장 혈관이 좁아져 막히기 쉬운 상태였다. 거기에 스트레스가 더해져 증세가 악화된 걸로 보였다. 스트레스는 상상을 넘어서는 위력을 지녔다는 사실을 반드시 기억해야 한다.

NHK 여론조사(2015년 10월 24일-11월 1일 / 전국 16세 이상 2400명을 대상으로 실시 / 유효 조사 수 1537명)에서는 '업무 때문에 스트레스를 받은 일이 있다'고 대답한 사람은 무려 84퍼센트였다. 사람들 대부분 스트레스를 의식하고 있다는 사실이 밝혀졌는데 이 가운데 얼마나 많은 사람이 목숨에 영향을 미친다는 사실을 알고 있을까?

스트레스를 우습게 보면 안 된다. 스트레스는 일정한 조건이 갖추어지면 목숨을 앗아 가는 병의 원인으로 모습이 바뀐다. 우리 취재팀은 이 스트레스에 '킬러 스트레스'라는 이름을 붙이고 그 정체를 추적하기로 했다.

최첨단 연구는 이 킬러 스트레스의 메커니즘을 자세하게

밝혀 가고 있다. '암'을 예로 들 수 있다. 스트레스가 유전자를 조작해 암세포를 증식시키는 구조가 밝혀졌다. 그리고 현대사회에서 빠르게 늘고 있는 '돌연사' 경우에는 아주 평범한 세균이 스트레스에 자극받아 '살인 세균'으로 변해 돌연사를 일으킨다는 사실도 알아냈다. 킬러 스트레스에 대한 연구는 여러 나라에서 빠른 속도로 이루어지고 있다. 생리학이나 심리학, 뇌과학 등 여러 분야에서 연구자들이 그 정체를 밝히기 위해 도전하고 있다.

스트레스 반응은 이렇게 생겨난다

스트레스는 그야말로 흘러넘친다. 출퇴근 만원 전철을 타면 짜증스럽고, 직장 상사에게 질책을 당하면 풀이 죽는다. 마음이 맞지 않는 상사와 술을 마시러 가야 하면 몸과 마음이 두루 피폐해진다.

직장 생활을 하는 사람만 스트레스가 쌓이는 게 아니다. 전업주부도 스트레스를 느낀다. 혼자 해내야 할 가사와 육아, 신경 쓰이는 다른 어머니들과의 인간관계나 학부모 활동, 이웃에서 일어나는 갈등에 어쩔 수 없이 휘말리기도 한다.

'스트레스'가 무엇인지 그 개념을 정의하고 동시에 스트레스 때문에 몸 안에서 일어나는 반응이 지닌 '의미'를 추구해 온 저명한 과학자들이 있다. 미국 하버드대학교의 월터 브래드포드 캐넌(Walter Bradford Cannon, 1871-1945)과 캐나다 몬트리올대학교의 한스 셀리에(Hans Selye, 1907-1982)가 그들이다. 두 사람은 연구를 통해 스트레스 때문에 일어나는 반응은 인간이 진화 과정에서 획득한 '몸을 지키는 시스템'이라는 사실을 밝혀냈다.

현대사회를 살아가는 우리는 스트레스가 나쁜 영향을 끼친다고 알고 있다. 하지만 셀리에를 비롯한 연구자들에 따르면 아득한 옛날에 살았던 사람에게는 스트레스란 결코 '나쁜 것'이 아니었다고 한다. 대체 이게 무슨 소리일까? 다음과 같은 말이 단적으로 설명해 준다.

투쟁이냐 도주냐—

지금으로부터 수만 년 전 우리 조상이 오로지 수렵으로 먹을 것을 얻던 시절, 주위에는 수많은 천적이 숨어 있었다. 아주 사나운 동물이 언제 덮쳐 올지 모른다. 만약 그런 천적과 마주치게 되면 어떻게 할까? 목숨 걸고 싸우거나 필사적으로 도망칠 수밖에 없다. 그런 위기 상황에서 위력을 발휘하는 게 '스트레스 반응'이다.

인간의 몸은 위험이 닥치면 심장 박동 수가 늘어나고 혈압이 오르게 되어 있다. 또 간장에서 당이 나와 혈당치도 올라간다. 그러면 에너지원이 온몸에 공급된다. 싸울 태세, 도망칠 태세가 순식간에 갖추어지는 셈이다. 이처럼 스트레스 반응이란 우리 조상이 '목숨을 지키기 위해 진화시킨 소중한 신체 기능'이었던 셈이다. 이 시스템이 얼마나 정밀한지 알게 되면 저도 모르게 "스트레스 반응이란 참 놀랍구나"라고 중얼거리게 되는데 사실은 그리 간단하지 않다. 이제 달라졌다.

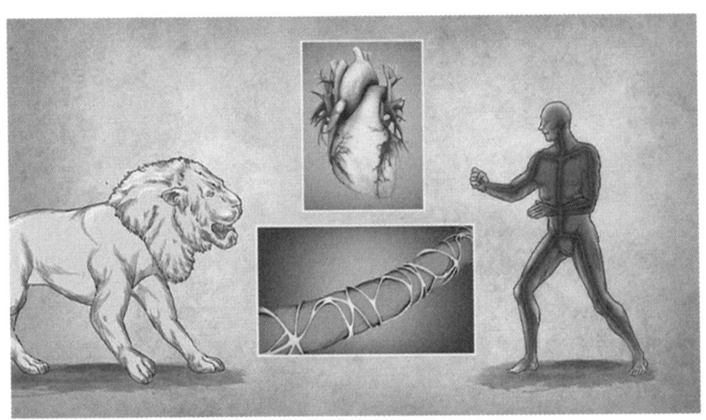

▲인류가 진화하는 과정에서 스스로를 지키려고 만들어 낸 시스템이 바로 스트레스 반응.

맹수 같은 천적은 없다—

그렇지만 이 천적을 보면 작동하던, 공포와 불안을 느끼며 반응하는 시스템은 아직도 우리 몸 안에 남아 있어 정신적인 중압감을 느낄 때 작동하게 되었다.

뇌 연구의 최전선에 다가가다

스트레스 반응이 어떤 메커니즘으로 작동하는지 알아보기 위해서 우선 우리는 뇌에 관한 연구에 대해 조사하기로 했다. 최신 연구 논문을 읽어 가던 중에 스트레스를 느끼면 뇌의 일정 부분이 반응한다는 사실을 알게 되었다. 뇌 안에 '스트레스의 방아쇠'가 되는 부분이 존재한다는 이야기다.

제일 먼저 취재하러 간 곳은 미국 미주리주 세인트루이스에 있는 워싱턴대학교다. 번화가에서 고속도로를 15분쯤 달리니 드넓은 캠퍼스가 눈앞에 모습을 드러냈다. 여러 채가 이어진 벽돌색 건물이 아침 햇살을 받고 있었다.

이곳에서는 인간의 몸과 마음에 일어나는 변화를 측정하

는 연구를 하고 있다고 한다. 스트레스는 어떻게 쌓이는 걸까?

스트레스가 뇌에 미치는 영향

연구실 문을 열자 라이언 보그던(Ryan Bogdan) 부교수가 취재진을 맞이했다. 보그던 박사의 전공은 '뇌 기능 연구'로, 주로 스트레스가 쌓였을 때 뇌는 어떤 변화를 보이는지 연구하고 있다.

연구실에서는 이미 실험 준비가 시작된 상태였다. 연구 스태프인 여성이 부지런히 장비를 설치하는 중이었다. 스포트라이트, 비디오카메라, 그리고 텔레비전 모니터를 작은 방 안에 계속 설치했다. 이런 장비들은 실험 대상자가 스트레스를 받게 만들기 위한 소도구라고 스태프가 귀띔해 주었다.

대학교에서 일하는 젊은 여성이 실험 대상자로 등장해 드디어 실험이 시작되었다.

실험 대상자는 강렬한 스포트라이트 두 개 아래 온몸을 환히 드러냈다. 바로 옆에서 비디오카메라가 촬영하고 모니터에 비친 자기 모습을 볼 수 있는 설정이다. 무대 위에 홀로서 있는 여배우 같았다. 이 정도만 해도 스트레스를 느낄 수 밖에 없는 환경이라는 사실은 충분히 상상할 수 있는데 이런 환경에서 본격적인 압박을 가하기 시작한다.

이 실험을 위한 매뉴얼은 정확한 데이터를 얻기 위해 모든 실험 대상자에게 같은 수준의 스트레스를 주도록 작성되어 있다.

맨 먼저 하는 것은 '모의 면접'이다.

흰옷을 입은 여성 연구원 두 명이 무뚝뚝한 표정을 짓고 있다. 실험 대상자인 여성은 채용 면접을 보면서 일상 업무에서 자기가 얼마나 학교에 공헌하고 있는지 설명했다. 안

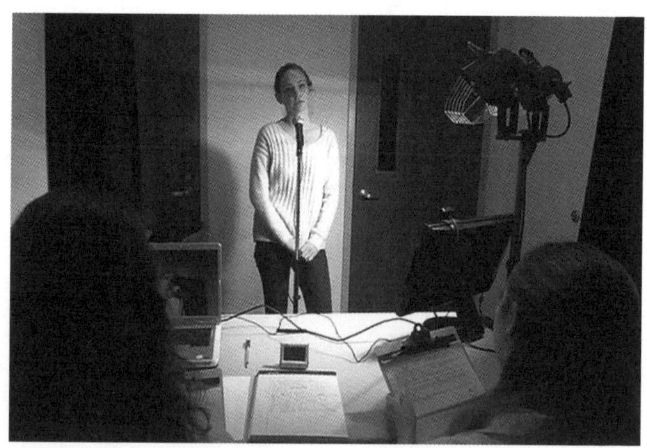

▲압박감이 느껴지는 좁은 실험실에서 마이크 앞에 선 실험 대상자.

간힘을 다해 호소하는 모습은 매우 진지하여 거의 '모의'라고 생각할 수 없을 지경이다. 실험 대상자 이마에는 진땀이 살짝 맺혔다.

면접이 끝나자 새로운 과제가 주어졌다.

"1873에서 17을 뺀 숫자를 차례로 계속해서 말해 주세요."

대답이 조금 늦어지면 연구 스태프가 단호한 목소리로 지시했다.

"더 빨리!"

실험 대상자에게 스트레스가 쌓이는 게 분명했다. 차츰 얼굴이 붉어졌다. 그 긴장감은 지켜보는 취재진에게도 전해질 정도였다.

"으음, 1823……."

"틀렸어! 처음부터 다시!"

실험 대상자의 얼굴이 일그러지기 시작할 무렵 스태프 가운데 한 명이 시계를 보며 실험 종료를 알렸다. 여성은 그제야 안도하는 표정을 지으며 남성 연구원과 함께 측정실로 이동했다.

방아쇠 역할을 하는 편도체

측정실은 두꺼운 금속 문이 달려 있었다. 외부에서 발생하는 소음을 차단해 정확하게 측정하기 위해서다.

여성 실험 대상자 머리에 남성 연구원이 익숙한 동작으로 뇌파 측정계 센서를 설치한다. 그물망 위에 가지런히 설치된 센서는 마치 옷감을 덮은 듯해 머리에 썼다는 표현이 더 어울렸다. 고밀도 뇌파계라고 불리는 이 측정 장치는 뇌의 어느 부분이 언제 어떻게 움직이는지 동시에 여러 채널을 통해 볼 수 있게 해 준다고 한다.

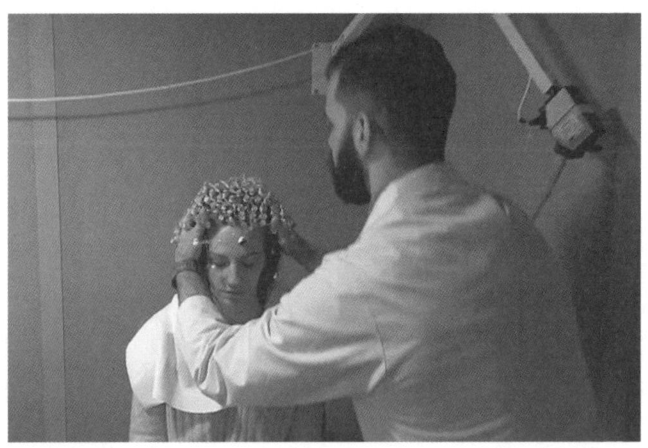

▲뇌파 측정에 없어서는 안 될 고밀도 뇌파 측정계.

실험 대상자 여성이 측정실 안으로 들어가자 뇌파 계측이 시작되었다. 연구원이 내리는 지시에 따라 모니터에 나타나는 간단한 설문들에 대답했다. 이렇게 해서 스트레스가 왔을 때 뇌가 보여 주는 움직임을 살폈다.

바로 옆에 있는 조종실에서는 보그던 박사와 연구원이 모니터에 나타나는 뇌파계의 파형을 뚫어지게 들여다보았다. 측정은 잘 되고 있는 듯했다. 측정이 끝났다면서 연구원이 방을 나가자 실험 대상자 여성은 그제야 긴장 상태에서 풀려난 듯 웃는 표정을 보였다.

"예상했던 것보다 훨씬 스트레스였어요. 특히 계산 문제

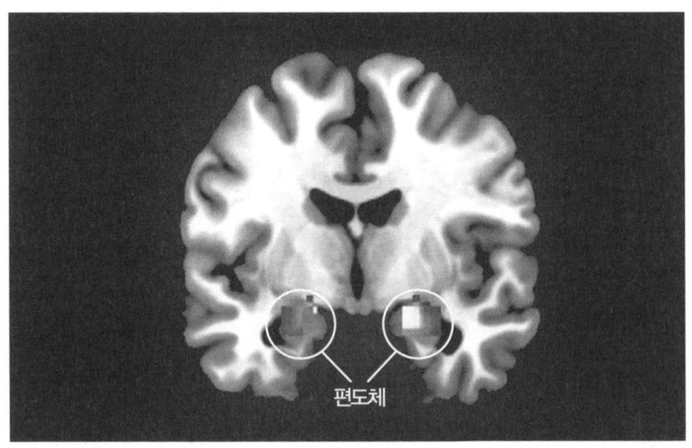

▲'편도(扁桃)'는 아몬드(almond)의 다른 이름이다. 아몬드를 닮은 편도체가 스트레스 반응의 방아쇠 역할을 하는 부분이다. (워싱턴대학교 제공)

가. 스태프가 '틀렸어!'라고 할 때는 제대로 계산에 집중할 수 없었죠. 실험을 위해 만든 환경이라는 건 알았지만 제가 느낀 스트레스는 진짜였어요."

보그던 박사가 화면에 실험 대상자의 뇌를 찍은 영상을 띄웠다. 뇌 가운데에서 조금 아래쪽 좌우에 있는 아몬드 모양을 한 부분이 빨개져 있었다.

"이 빨간 부분을 편도체라고 합니다. 공포나 불안을 느끼면 이 부분이 가장 먼저 반응해 몸 전체로 퍼져 가게 되죠."

즉 편도체가 스트레스 반응을 일으키는 '방아쇠'가 되는 것이다. 이 반응이 크면 클수록 그 뒤에 일어나는 스트레스 반응도 커진다.

스트레스 반응의 메커니즘

여기서 스트레스 반응의 메커니즘을 알아보기로 하자. 이 프로세스는 매우 복잡하니 중요한 부분만 소개하기로 한다. 우리 인간이 불안이나 공포를 느끼면 '불안이나 공포에 대처하라'는 지령이 뇌의 '시상하부'라는 부분에 전달된다.

시상하부는 대뇌 깊숙한 곳에 있는 '간뇌(間腦)'라고 부르는 부분에 있는데 자율신경이나 호르몬 분비, 정보 전달에 관계하는 기관이다.

사상하부를 거친 지령은 이어서 부신에 도착한다. 그러면 부신은 스트레스 호르몬이라고 불리는 물질을 분비하기 시작한다. 코르티솔, 아드레날린, 노르아드레날린 같은 호르몬들이다. 부신에서 분비된 이 스트레스 호르몬은 혈액을 타고 온몸을 돌아다닌다. 그리고 몸 안에 있는 여러 장기에 지령을 전달한다.

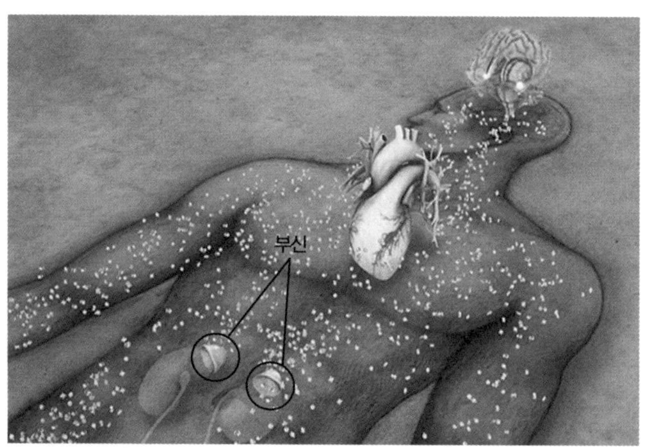

▲스트레스 호르몬은 좌우 신장 위에 하나씩 있는 부신에서 분비된다.

그 가운데 한 곳이 심장이다. 지령을 받은 심장은 박동 수가 늘어나고 혈압이 올라간다. 그 결과 '심장이 두근두근한다', '심장이 벌렁거린다'고 표현하는 상태가 된다. 스트레스를 느꼈을 때 많은 사람들이 겪는 그 느낌이다.

그리고 지령은 자율신경에도 전달된다. 자율신경이란 교감신경과 부교감신경을 합친 신경계를 두루 일컫는 말이다. 흔히 '긴장시키는 신경'과 '이완시키는 신경' 같은 표현을 하는데 자율신경은 장기뿐만 아니라 말단 혈관에 이르기까지 구석구석 퍼져 나간다. 편도체에서 내려온 지령을 받은 자율신경은 온몸의 혈관을 바싹 조인다. 그 결과 혈관이 가늘어지고 혈압이 갑작스레 올라간다.

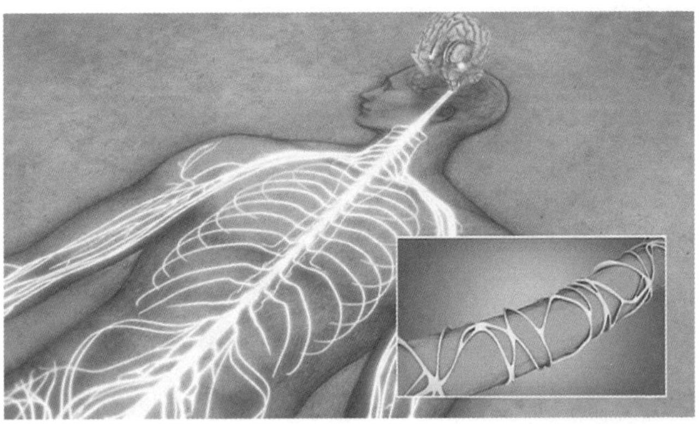

▲자율신경은 척추동물이 갖추고 있는 말초신경 가운데 하나로 온몸에 퍼져 있다.

한편 뜻밖의 변화도 일어난다. 혈중 스트레스 호르몬이 늘어나면 혈소판끼리 결합해 혈액이 뭉쳐진다. 게다가 간장에 축적되어 있던 당분이 혈액 속에 방출되는 반응도 일어난다.

이처럼 스트레스 반응이란 여러 장기나 조직이 관계하는 복잡한 반응이라는 사실을 알 수 있다. 이게 우리 몸 안에서 일어나는 스트레스 반응이다.

'지배-종속' 관계에서 생기는 스트레스

스트레스 연구에서 세계적인 권위자로 꼽히는 미국 록펠러대학교 브루스 맥퀸(Bruce Sherman McEwen) 교수는 인간과 야생동물 사이에 스트레스 반응은 이런 차이가 있다고 설명한다.

"야생동물은 스트레스 반응이 온몸에 에너지를 공급할 뿐 아니라 생존 자체나 부상 회복을 돕는 작용도 합니다. 하지만 인간은 설사 사자에게 쫓기거나 하는 위급한 상황이 아니라고 해도 스트레스 반응이 일어나는 경우가 있죠."

현대사회를 살아가는 우리가 천적과 마주쳐 목숨이 위태로워지는 경우는 거의 없다. 정글 같은 곳에라도 가지 않는

한 맹수로부터 공격을 받을 일은 없다. 한편 현대에는 정신적인 중압감 때문에 편도체가 반응하는 상황이 생겨난다. 바로 이것이 우리 현대인을 힘들게 만드는 스트레스 반응의 정체다.

맥퀸 교수는 야생동물 가운데도 현대사회를 살아가는 인간과 똑같은 스트레스에 시달리는 종류가 있다고 했다.

"다름 아닌 비비입니다. 비비라는 야생동물은 무리를 지어 살아가죠. 그 무리에는 우두머리가 있어 지배-종속 관계가 확실합니다. 그런데 지배하는 쪽과 종속된 쪽은 스트레스 반응이 다르게 나타난다는 사실이 밝혀졌습니다.

지배하는 비비는 필요한 경우에만 스트레스 반응을 일으키죠. 필요 없어지면 반응은 가라앉습니다. 그런데 종속된 비비, 즉 늘 지배당하는 쪽인 비비는 스트레스 호르몬이 많은 상태가 내내 이어지죠. 그 이유는 지배하는 비비에게 언제 험한 꼴을 당할지 몰라 늘 긴장하고 있기 때문이라고 생각합니다."

혹시 직장 상사의 심기를 건드리는 게 아닐까, 언제 인사고과가 낮아질지 모르는데, 언제 좌천당할지 몰라서……. 종속된 처지에서 매일 이런 정신적인 중압감을 받고 지내다 보면 몸 안에서는 끊임없이 스트레스 반응이 일어나고 만다.

"지배당하는 비비의 몸 안에서 스트레스 상태가 만성적으로 이어지는 상황은 현대인과 아주 흡사하죠. 그리고 지배당하는 비비들은 스트레스와 관련된 여러 질병을 안고 살게 됩니다."

물론 사람은 비비보다 복잡한 몸을 지닌 생명체이며 인간 사회도 비비 무리보다 훨씬 복잡한 구조로 이루어져 있다. 그렇지만 심리적인 중압감이 스트레스 반응을 일으키는 시스템은 비비 무리나 인간 사회나 다를 바 없다. 결국 모든 스트레스 반응의 뿌리에는 '지배-종속 관계'가 있다는 이야기다.

이 사실은 대증요법적인 스트레스 대책이 아니라 근본적인 대책을 생각할 때 매우 중요하다. 이렇게 만성적으로 이어지는 스트레스 반응은 원래 우리를 지켜야 할 중요한 시스템에 큰 문제를 일으킨다. 맥퀸 교수는 그것을,

독성 스트레스—

라는 그로테스크한 단어로 표현했다. 그리고 이 '독성 스트레스'가 어느 날 갑자기 돌변해서 살인적인 파괴력을 지니

기 시작하는 경우가 있다. 이것이 바로 킬러 스트레스다.

다음 장에서는 킬러 스트레스가 어떻게 몸과 마음을 좀먹는지 그 구체적인 사례와 메커니즘을 살펴보기로 한다. '라이프 이벤트 스트레스 체크'에서 높은 점수가 나온 독자에게는 앞으로 설명하는 내용이 절대로 남의 일이 아니라는 사실을 명심하기 바란다.

[제2장]

뇌를 파괴하는 킬러 스트레스

인간은 생각하는 동물이다.
과거에서 교훈을 얻고 미래를 대비한다.
인간은 이렇게 놀라운 진화를 이루어 냈다.
하지만 아이러니하게도 인간을 인간이게 하는
바로 이러한 활동이 뇌를 좀먹는 스트레스 반응을 악화시킨다.
인류 진화와 문명 발전에 따라
스트레스는 하루하루 늘어만 간다.
우리는 의식하지 못하지만 지속적으로
엄청난 스트레스와 함께 살아가고 있으며
스트레스가 너무 많이 쌓였을 때
뇌가 '물리적'으로 파괴된다는 사실을 명심해야 한다.

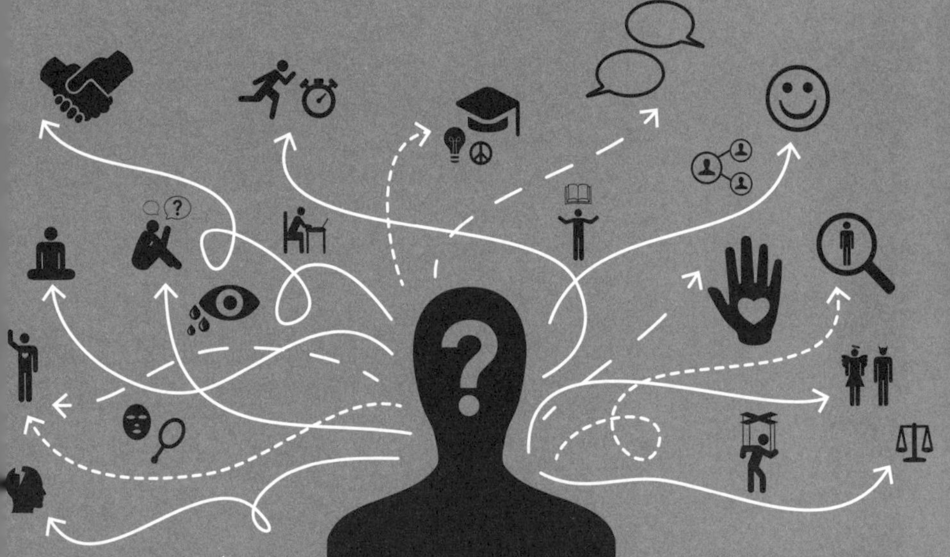

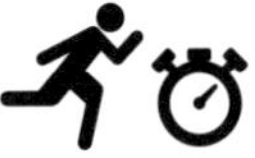

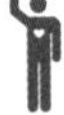

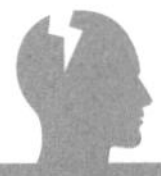

마음이 편치 않을 때에는 뇌에 미치는 영향 생각해야

"왠지 답답해서 회사를 쉬고 싶다."

"업무를 마치고 퇴근해도 마음이 답답하다."

"집안일을 할 마음이 들지 않는다."

누구나 이런 기분이 들 때가 자주 있다. 하지만 이렇게 우울할 때 몸 안에서 무슨 일이 일어나는지 아는 사람은 거의 없지 않을까?

기분이 무겁게 가라앉을 때 우리는 당연히 그걸 '마음의 문제'로 파악한다. 마음 상태가 좋지 않다거나, 마음이 약간 감기에 걸린 것 같은 상태라고 여기듯.

우리는 직장이나 가정에서 쌓인 스트레스를 별 생각 없이 마음의 문제로 치부한다. 하지만 이때 '뇌'라고 하는 기관에 '물리적으로' 심각한 영향을 미친다는 사실이 최근 연구를 통해 밝혀졌다.

마음에 부담이 된다는 것은 구체적으로 어떤 일일까? 그럴 때는 몸 안에서 어떤 일이 일어나는가……. 스트레스가 우리에게 어떤 영향을 미치는지 살펴보기로 하자.

업무 스트레스 때문에 생기는 우울병

"설마 자네가 우울병이라니."

호리키타 유지(堀北裕司, 43세) 씨가 상사에게 들은 말이다. 스스로도 상사와 마찬가지 생각이었다고 한다.

오사카에 있는 우메다는 JR이나 사철 역이 몰려 있고 백화점이며 환락가, 호텔 등이 빼곡하게 들어선 활기 넘치는 거리다. 그 한 모퉁이에 있는 사무실 건물을 찾아가니 이 거리 분위기와 아주 잘 어울리는 비즈니스맨이 나타나 "호리키타입니다"라며 명함을 내밀었다. 양복과 넥타이를 단정하게 차려입었고 머리는 깔끔하게 빗질이 되어 있으며 삶은 달걀처럼 매끈매끈한 피부 덕분에 아주 건강해 보였다.

"아아, 도쿄에서 오사카까지 오시느라 수고하셨습니다. NHK에 계신 분들은 움직임이 빠르군요."

싱글벙글 웃는 표정으로 인사말을 건넸다. 취재팀은 전화로 인터뷰를 신청한 다음 날 바로 호리키타 씨를 방문했다. 이 바쁜 스케줄은 우리 일정이 빠듯했기 때문이지만 선뜻 일정을 조정해 준 덕분에 이날 방문할 수 있었다.

호리키타 씨는 개발 사업이 한창인 오사카 이야기나 이번 프로그램에 자기가 얼마나 많은 관심을 가지고 있는지 유머를 섞어 가며 계속 이야기했다. 바로 앞에서 쾌활하게 이야기하는 이 사람이 얼마 전 우울병으로 괴로워한 적이 있다고는 전혀 믿어지지 않았다. 하지만 진단서가 틀림없는 사실이라는 걸 증명해 주었다.

본론에 들어갔다.

"말씀하시기 괴로울지도 모르겠지만……."

이렇게 전제하고 나서 단도직입으로 물었다. 스트레스에 내몰리던 시절 호리키타 씨의 몸과 마음에 어떤 일들이 일어났는지를. 그때까지 쾌활하게 이야기하던 호리키타 씨도 표정이 완전히 바뀌어 얼굴에 어두운 그림자가 드리웠다.

호리키타 씨는 이렇게 중얼거렸다.

"그 무렵을 생각하면 심장이 옥죄는 느낌이 들죠."

조금 전까지만 해도 밝고 명랑했던 사람인데 표정이 흐려지는 게 또렷하게 느껴질 만한 스트레스 체험……. 사무실 상담실에서 그가 하는 말에 귀를 기울이다 보니 스트레스나 마음의 병과 아무 관계없이 살아갈 수 있는 사람은 없다는 사실을 새삼 깨달았다. 스트레스가 일으키는 마음의 병, 그 대표적인 병이 '우울병'이다.

호리키타 씨는 큰 가전업체에 근무하던 14년 전 고객 상담실에서 고객 불만 처리를 담당하는 '고객 민원 담당'으로 일했다. 민원 전화는 끊임없이 계속 걸려 왔다.

"이봐, 이거 불량품 아니야?"

"네 전화 받는 태도가 마음에 들지 않아."

때로는 몇 시간에 걸쳐 욕을 얻어먹는 일도 있었다. 힘든 업무였다. 그런 일을 4년간 계속하던 중에 호리키타 씨는 몸에 문제가 생겼다.

"출근하는데 갑자기 배가 아픈 거예요. 옆구리 쪽이었습니다. 손으로 움켜쥔 채 회사에 도착하곤 했죠."

이윽고 잠도 제대로 이룰 수 없게 되었다. 밤중에 몇 번이나 잠에서 깼다. 밤에 잠을 이루지 못했기 때문인지 낮에도 멍하니 보내는 시간이 늘었다. 정신을 차렸을 때는 가볍게 여길 수 있는 상황이 아니었다.

멘탈 클리닉에서 진찰받아 보니 '우울병'이라는 진단이 나왔다.

"십 년도 더 지난 일이군요. 마땅한 정신과나 심료내과(心療內科: 일본에만 존재하는 명칭. 주로 심신증이나 스트레스로 인한 신체증을 진단하고 치료한다) 병원을 알지 못해 전화번호부에서 찾았습니다. 주변 사람들은 '노이로제에 걸린 거냐?'고 물었죠. 그때만 해도 아직 우울병이란 말이 흔히 쓰이지 않던 시절이었으니까요."

스트레스는 누구에게나 있다. 그렇게 생각하며 참고 지내던 호리키타 씨는 점점 기분이 가라앉아 마침내 우울병이 생겼다. 스물아홉 살 때였다.

현재 호리키타 씨처럼 업무 스트레스 때문에 우울병을 앓는 사람이 급격하게 늘어나고 있다. 일본 후생노동성 조사에 따르면 직장인 가운데 무려 60퍼센트가 심한 불안과 스트레스에 시달리고 있다고 한다. 그리고 우울병 같은 '멘탈 산재'로 인정받은 사람 수는 요 10년 사이에 거의 네 배나 늘었다.

세계 보건기구(WHO)는 2030년이면 우울병이 세계에서 가장 큰 사회적 손실을 낳는 병이 될 거라고 경고하고 있다. 우리는 매우 심한 스트레스 사회를 살고 있으며 누구나 이 병에 걸릴 위험을 안고 있는 것이다.

'버티기 스트레스'와 '참기 스트레스'

그러면 도대체 일상의 스트레스가 어떤 메커니즘을 거쳐 마음을 좀먹고 우울병을 일으키는 걸까?

와세다대학 인간과학학술원 구마노 히로아키(熊野宏照) 교수에 따르면 우리 마음과 몸에 영향을 미치는 스트레스는 크게 '버티기 스트레스'와 '참기 스트레스' 두 종류로 나눌 수 있다고 한다. 결론부터 이야기하자면 '버티기 스트레스'는 주로 '몸'의 스트레스 반응이 강해지고 '참기 스트레스'는 주로 '마음'의 스트레스 반응이 커진다.

우선 '버티기 스트레스' 예를 들면 직장에서 실적에 쫓길 때 생기는 스트레스 같은 것을 말한다. 매출 목표를 달성해야 하는 영업 사원이나 납품 스케줄에 쫓기는 기술자, 하루에 청소와 세탁, 식사 준비 등 여러 가지 집안일을 해내야 하는 주부에게는 틀림없이 이런 스트레스가 쌓인다. 다들 한 가지가 끝나면 또 새로운 과제에 내몰리는 상황이라 아등바등 애쓰며 버티는 하루하루를 살고 있지 않을까?

이런 상황이 되면 많은 스트레스 호르몬 가운데 아드레날린 같은 것이 과잉 분비된다. 그 아드레날린이 계속해서 많이 분비되면 혈압이 올라가는 등 여러 가지 신체적 반응으로 이어진다는 이야기는 이미 했다.

다음은 '참기 스트레스' 예를 들면 '만원 전철을 긴 시간 탄다', '매일 싫어하는 직장 상사 얼굴을 봐야 한다' 같은 뭔가를 계속해서 꾹 참아 내야 하는 상황에서 생기는 스트레스를 말한다.

현대사회에는 인파나 소음, 복잡한 인간관계, 인터넷이나 휴대전화를 통한 심리적 구속 등 '참기 스트레스'를 일으키는 여러 요인이 존재한다. 누구나 끊임없이 이어지는 '참아 내야 할 상황'을 힘겹게 견디며 하루하루를 살아가고 있다고 해도 지나친 말이 아니다.

그리고 지금 전 세계 연구자들이 이 '참는 스트레스'에 주목하고 있다. 왜냐 하면 이 스트레스가 원인이 되어 마음에 병이 생기고 끔찍한 반응을 우리 몸 안에서 일으킨다는 사실을 알게 되었기 때문이다.

스트레스 호르몬 '코르티솔'은 무엇인가

마음의 병과 관계가 있다고 해서 주목받고 있는 스트레스 호르몬이 '코르티솔'이다. 코르티솔은 부신에서 분비되면 혈류를 타고 몸 안을 돌아다니면서 에너지원 보충 같은 중요한 역할을 한다. 역할을 마치면 뇌에 도착해 흡수된다. 이게 정상적인 스트레스 반응의 흐름이다.

그런데 주로 '참기 스트레스' 상태가 장기간 이어져 스트레스가 누적되면 코르티솔이 끊임없이 분비된다. 이러면 상황이 완전히 바뀐다. 코르티솔이 뇌에 흘러넘쳐 뇌의 일부분을 망가뜨린다. 그야말로 스트레스 반응이 폭주해 일상적인 스트레스가 '킬러 스트레스'로 바뀌고 마는 것이다. 이런 일련의 메커니즘을 밝히려는 연구에서 가장 앞서가는 미국을 취재했다.

신경 과학의 관점에서 스트레스를 연구

"아—, 덥다……."

미국 애리조나주, 아직 4월 초순인데도 태양은 한여름처럼 무자비하게 내리쬐었다. 멕시코와 국경을 이루는 애리조나는 사막이 넓어 겨울에도 따스하다. 그래서 일본 프로야구 구단들이 스프링캠프를 차리는 곳으로도 유명하다. 끝없이 펼쳐진 푸른 하늘과 붉은 대지가 아름답게 어울리며 군데군데 보이는 녹색 사보텐이 강인한 생명의 빛깔을 자랑하고 있었다.

봄이라고는 생각할 수 없을 만큼 밝게 빛나는 태양과 모래가 섞인 듯한 메마른 공기에 우리는 몸이 녹아내리는 기분을 맛보았다.

"저 언덕에서 보면 시가지를 한눈에 내려다볼 수 있을 것 같군요!"

아직 젊고 의욕과 재능이 넘치는 프로그램 카메라맨이 눈을 반짝이며 말했다. 이 더위 속에 무거운 촬영 장비를 짊어지고 함께 올라가자는 뜻이다. 분명히 멋진 영상을 얻을 수 있을 것 같아 삼각대를 어깨에 걸머메고 카메라 장비가 든 배낭을 등에 지고 햇볕을 가릴 가로수도 없는 메마른 길을 땅바닥만 보면서 15분쯤 걸어 올라갔다.

카메라맨이 길가에 서 있는 사보텐 가시에 팔을 찔려 비명을 질렀다. 다른 사람들도 줄줄 흐르는 땀 때문에 투덜거릴 기운도 없었다.

이렇게 해서 힘들게 찍은 영상이었는데 방송 시간 문제로 쓰지 않게 되어 빛을 보지는 못했다. 프로그램 제작은 이런 작업이 쌓이고 쌓여 이루어진다. 시청자에게 전하고 싶었던 영상을 세상에 내보내지 못한 채 묻히는 일은 어쩔 수 없는 노릇이기는 해도 역시 스트레스가 쌓이는 일이다.

마찬가지로 건설 현장에서 일하는 사람, 레스토랑 주방에서 일하는 사람, 논밭에서 흙과 씨름하는 사람……. 무슨 일을 하건 실력 발휘를 충분히 못했거나 받아들일 수 없는 결과가 나온다면 스트레스를 받지 않을까?

하루하루 우리 마음과 몸에 먼지처럼 쌓여 가는 스트레스……. 만약 그걸 털어내지 못한 채 계속 그냥 살게 된다면 우리는 대체 어떻게 될까?

그걸 밝히기 위해 실험을 하는 이가 애리조나주립대학교 셰릴 콘래드(Cheryl Conrad) 교수다. 신경과학의 관점에서 스트레스 연구를 진행하는 전문가다.

연구실을 방문하자 화려한 원피스가 잘 어울리는 콘래드 교수가 맞아 주었다. 학생들과 마치 친구처럼 화기애애하게 이야기를 나누는 학자였다. 과학자라기보다 사교적인 음악가 같은 분위기를 풍겼다.

악수를 나누고 취재에 들어가자 콘래드 교수는 바로 표정이 변했다. 연구 이야기가 나오자 안경 안에 있는 눈을 가늘게 뜨며 또렷한 말투로 질문에 대답해 주었다. 과학의 최첨단에 도전하는 연구자의 의욕을 느끼며 촬영을 시작했다.

만성 스트레스 때문에 파괴되는 뇌

"이건 실험에 쓸 거예요."

콘래드 교수가 보여 준 것은 길쭉한 원통 모양의 철망이었다. 그 안에 쥐를 가둘 거라고 했다. 길이는 20센티미터쯤 되는 것이었다.

콘래드 교수는 '만성 스트레스'에 대해 연구하고 있다. 전 세계 스트레스 연구 현장에서는 쥐에게 다양한 스트레스를 준다. 예를 들면 전기 충격을 주기도 하고 수영장에 빠뜨리기도 하면서 주는 스트레스는 단기적이지만 크고 갑작스러운 것이다. 한편 쥐를 특별한 철망에 가두어 서서히 오래 주

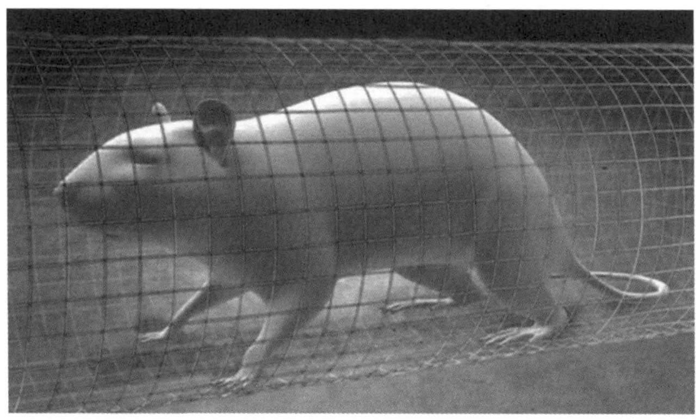

▲오랫동안 갇힌 쥐의 뇌에는 뚜렷한 변화가 일어난다.

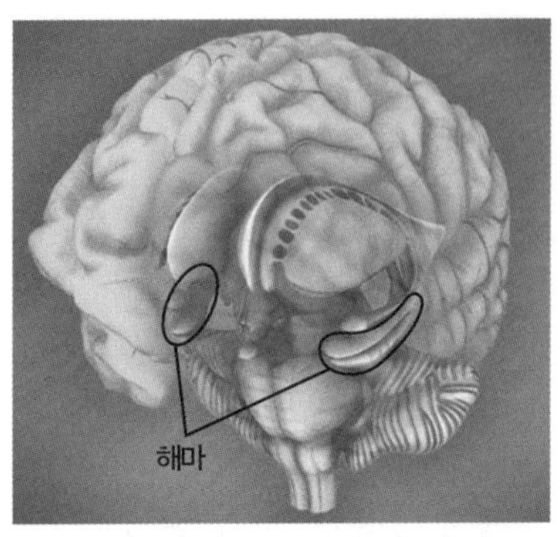

▲해마는 기억을 관장하며 감정에도 관계하는 중요한 기관이다.

는 종류의 스트레스는 '만성 스트레스'라고 불린다. 조금 전 이야기한 분류에 따르면 '참는 스트레스'에 속한다.

실험이 시작되면 쥐를 움직이기 힘들게 만든 특별한 철망 안에 오래 가두어 만성 스트레스를 받게 한다. 그러면 쥐의 뇌에 있는 어느 부분에 뚜렷한 변화가 나타난다. '해마'라고 불리는 부분이다. 해마는 '가장자리 계통(대뇌변연계)' 안에 있는데 길쭉하게 생겼다. 뇌 안에서 기억을 관장하며 감정에도 관계하는 중요한 부분이다.

변화가 일어난 곳은 해마를 구성하는 신경세포였다. 콘래드 교수가 컴퓨터 화면에 띄워 준 해마의 신경세포 영상을 보고 무슨 일이 일어났는지 한눈에 알 수 있었다. 만성 스트레스가 쌓인 쥐와 일반 쥐의 신경세포를 비교해 보니 스트레스가 쌓인 쥐의 신경세포 돌기가 확실히 줄어들었다.

콘래드 교수는 이렇게 설명해 주었다.

“뇌는 스트레스 호르몬을 받아들이는 가장 큰 기관입니다. 특히 해마가 영향을 받는 까닭은 기억이나 학습과 관계가 있기 때문으로 보이죠. 환경에 적응하기 위해 동물의 해마는 유연성을 갖추고 있어요. 그런 만큼 스트레스 호르몬의 영향에 약하죠. 코르티솔에 의한 충격 때문에 신경세포가 타격을 입는 겁니다.”

만성 스트레스가 계속 쌓이는 상황에서 뇌 안에 가득 찬 코르티솔 때문에 해마의 신경세포가 망가지고 돌기가 감소한 것으로 보인다.

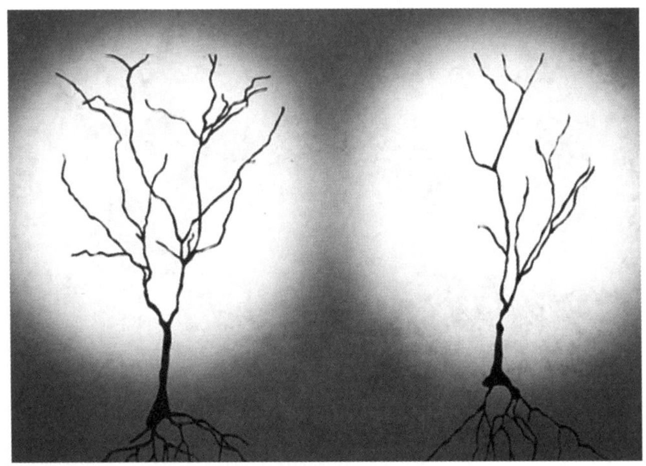

▲왼쪽이 시험 대상이 아닌 쥐, 오른쪽이 스트레스가 쌓인 쥐의 해마에 있는 신경세포. 스트레스 때문에 돌기가 줄어든 것으로 보인다.

우리는 스트레스 상태가 길어지면 우울해지거나 불안을 느끼기도 하고 '왠지 지겹다'는 느낌을 받기 마련이다. 그렇지만 왜 그런 느낌을 받는지, 스트레스가 구체적으로 몸에 어떤 부담을 주는지는 아직까지 제대로 밝혀지지 않았다. 스트레스가 어떻게 마음의 병으로 이어지는지 제대로 이해할 수 없었는데 이 해마 신경세포 영상을 보고 비로소 제대로 윤곽을 파악할 수 있었다.

여러 가지 스트레스가 겹쳐 오래 이어졌을 때 몸 안에서는 대체 무슨 일이 일어나는가? 그 답은,

뇌가 물리적으로 망가진다—

였다. 이것은 애리조나의 뜨거운 태양처럼 단순하지만 강렬한 사실이었다.

스트레스 때문에 병이 생기는 메커니즘

도심에서 조금 떨어진 도쿄 교외에 있는 고다이라시(小平

市)에 자리 잡은 국립정신·신경의료연구센터는 드넓은 부지 위에 여러 연구동이 늘어선 세계적으로 손꼽히는 연구기관이다. 정신 질환이나 신경 질환 등 폭넓은 분야의 질병에 관해 그 원인 해명과 치료 방법을 개발하고 있다. 그 가운데 질병연구 제3부는 세포생물학이나 동물과 사람을 대상으로 한 임상 연구를 통해 우울병이나 통합실조증을 진단하고 치료하는 방법을 개발하고 있다.

구누기 히로시(功刀浩) 연구부장은 스트레스와 뇌의 관계를 비롯해 코르티솔과 우울병 관련 연구를 20년 가까이 해온 스트레스 연구 전문가다. 오랜 세월 전문 분야에 매달린 연구자로서 갖출 수 있는 온화한 자신감과 유연한 품격을 두루 갖추었다.

구누기 부장에게 '해마와 우울병의 관계'에 대해 물었다. 해마의 신경세포는 스트레스 때문에 망가진다는 사실이 밝혀졌는데 스트레스가 오래 계속되어 해마가 더욱 망가진다면 어떻게 될까?

60쪽에 있는 영상 자료의 우울병 환자는 아직 40대에 지나지 않는 남성이다. 그야말로 한창 일할 나이다. 남자의 뇌 영상에는 검은 그림자가 퍼져 있었다. 해마가 위축되어 뇌 안에 틈새가 생겨 그게 벌레 먹은 듯이 보이는 것이다.

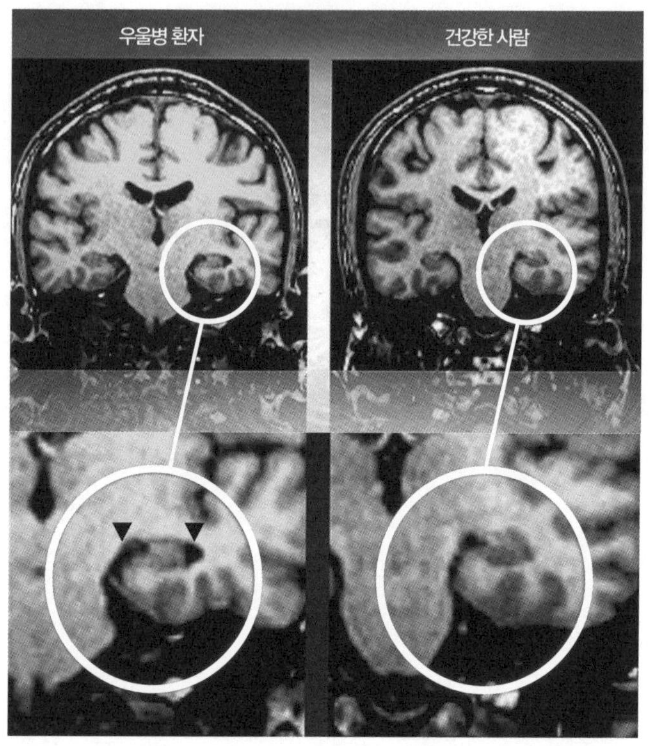

▲우울병 환자의 해마는 건강한 사람과 비교해 쪼그라들었으며 뇌 사이에 틈새가 생긴다.

해마는 뇌 안에서도 기억이나 감정에 관계하는 중요한 부분이다. 해마가 위축되면 무슨 일이 일어나는지 구누기 부장은 이렇게 설명했다.

"건강한 사람이라도 스트레스가 누적되어 그게 오래 지속되면 스트레스 호르몬이 해마에 손상을 입힙니다. 그게 심해지면 우울병 같은 증세가 나타날 가능성이 있죠."

후생노동성이 실시하는 환자 조사에 따르면 일본의 기분장애 환자 수는 100만 명을 넘어 빠르게 늘어나고 있다. 그 가운데 우울병은 이제 누구에게나 발병할 가능성이 있는 정신 질환이라는 사실을 다들 안다. 그 원인과 치료법을 찾는 연구가 전 세계에서 이루어지고 있는데 발병하는 메커니즘은 아직까지 자세하게 밝혀지지는 않았다.

스트레스에서 벗어날 수 없는 현대사회

그러면 아득한 옛날에 살던 사람들의 해마도 이렇게 망가졌을까?

스트레스 반응에 따라 코르티솔은 온몸을 돌아다니며 에너지원을 보충하는 등 임무를 마친 뒤 뇌로 간다. 뇌는 코르티솔이 도착하면 '스트레스 반응은 이제 충분하다'고 판단해 스트레스 호르몬 분비를 중지시킨다. 즉 코르티솔은 긴급 사태 때 잠깐 몸을 평소 상태로 되돌리는 역할의 일부분도 담당하고 있었던 것이다. 그래서 뇌가 상하지 않을 수 있었던 것으로 보인다.

현대사회에서는 천적을 대신해 직장이나 가정에서 생기는 정신적 부담이 우리를 몰아세운다. 아침에 회사에 출근할 때부터 집에 돌아올 때까지를 머릿속에 떠올려 보자. 출근 인파에 휩쓸려 밀리며 전철 안에서 무표정한 사람들에 시달리고 소음과 진동, 그리고 압박을 잠자코 견뎌 내야 한다. 직장에서는 업무 실적이나 인간관계 때문에 부대끼고 밤이면 환한 불빛 아래 야근에 쫓긴다. 겨우 퇴근해 집에 돌아와도 툭하면 업무 연락 휴대전화가 울려대고……. 이런 끊일 줄 모르는 스트레스 때문에 우리 몸은 쉴 틈도 없이 계속 반응한다. 말하자면 늘 스위치가 켜진 듯 신경이 곤두선 상태로 살아가고 있다.

구누기 부장은 이렇게 말한다.

"장시간 노동이 매일 계속됩니다. 잠도 제대로 잘 수 없죠. 그런 생활 속에 우리는 만성적으로 스트레스 호르몬을 내보내는 상태가 되고 말았습니다."

아득한 옛날에는 생각도 할 수 없었던 끊임없는 스트레스가 코르티솔 과잉 분비를 일으켜 우리의 뇌를 좀먹어 들어간다.

스트레스를 악화시키는 '마인드 원더링'

만성 스트레스 반응이 일어나는 이런 상황을 더욱 악화시키는 시스템이 있다는 사실이 최근 연구를 통해 밝혀졌다. 그 원인이 되는 것이 우리 인류가 갖추고 있는 '기억력'과 '상상력'이라고 하니 놀라운 일이다.

예를 들면 직장에서 상사에게 호되게 질책을 받고 큰 스트레스를 받았을 때를 생각해 보자. 퇴근해서 집에 돌아와 직장 상사가 보이지도 않는데 질책을 받던 그 순간은 기억이 날 것이다. 그리고 내일도 같은 일이 일어날지 모른다는 상상도 하지 않을까?

사실은 그때마다 뇌가 압박감을 느껴 스트레스 반응을 일으킨다. 말하자면 우리는 뇌 안에서 스스로 스트레스를 만들어 내고 있는 것인지도 모른다. 이처럼 눈앞의 현실이 아니라 과거나 미래를 떠올리며 이리저리 고민하는 상황을 '마인드 원더링(mind wandering)'이라고 부르는데 지금 전 세계적으로 관심이 높아지고 있다.

2010년, 하버드대학교에 근무하던 심리학자 매튜 킬링스워스(Matthew Killingsworth) 박사를 비롯한 학자들이 2250명을 대상으로 실시한 마인드 원더링에 관한 대규모 행동 심리조사 결과를 발표했다. 그 발표에 따르면 이 마인드 원더링 상태는 생활시간의 47퍼센트를 넘어선다. 즉 깨어 있는 시간 가운데 반 가까이 스트레스가 쌓이기 쉬운 상태에 놓여 있는 셈이다.

또 오랜 기간 스트레스 연구 분야에서 일인자로 꼽히며 뇌과학, 신경과학의 관점에서 조사와 연구를 계속해 온 매튜 킬링스워스 박사는 이렇게 말한다.

"인간이 과거나 미래의 일로 이런저런 궁리를 하는 것은 미래에 대한 계획을 세우기 위해서죠. 하지만 그러는 동안

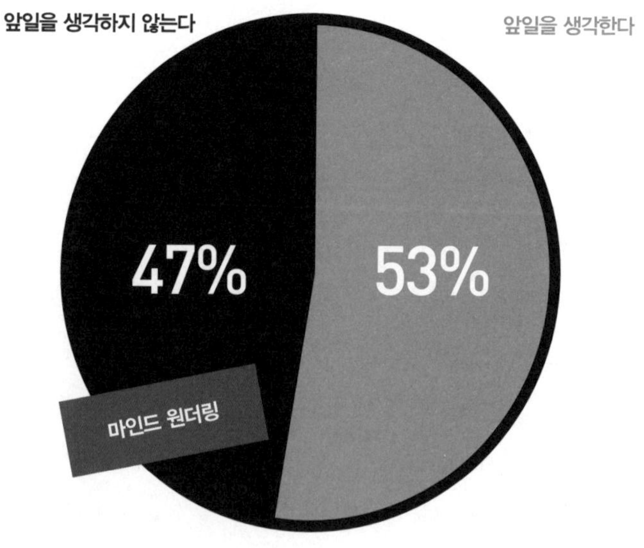

스트레스 반응이 내내 이어집니다. 차츰 뇌를 좀먹어 정신 상태를 악화시키고 맙니다."

인간은 생각하는 동물이다. 과거에서 교훈을 얻고 미래를 대비한다. 인간은 이렇게 놀라운 진화를 이루어 냈다. 하지만 아이러니하게도 인간을 인간이게 하는 바로 이러한 활동이 뇌를 좀먹는 스트레스 반응을 악화시킨다.

게다가 현대사회에 생겨난 '어떤 물건'이 마인드 원더링의 위험성을 더욱 가속시킨다는 지적도 있다. 바로 스마트폰이다. 요즘 사람들은 조금만 틈이 나도 스마트폰을 들고 문자 메시지를 읽거나 SNS를 들여다본다. 거기서 읽는 텍스트는 우리 두뇌를 회전시킨다. 그리고 여러 가지 상상을 하게 되어 정신은 과거나 미래를 떠돌기 시작한다. 취재 때문에 만난 정신과 의사는 스마트폰이 보급된 이후 우울증이나 불안 증세를 호소하는 환자가 급격하게 늘었다는 사실을 실감한다고 했다.

인류 진화와 문명 발전에 따라 스트레스는 하루하루 늘어만 간다. 우리는 의식하지 못하지만 지속적으로 엄청난 스트레스와 함께 살아가고 있으며 스트레스가 너무 많이 쌓였을 때 뇌가 '물리적'으로 파괴된다는 사실을 명심해야 한다.

스트레스 대처 능력과 유전의 연관성

계속해서 생겨나는 스트레스와 마인드 원더링에 의해 좀먹는 뇌. 그러나 똑같이 스트레스가 쌓여도 스트레스에 강한 사람과 약한 사람이 있다는 사실을 우리는 경험적으로, 혹은 감각적으로 알고 있다.

예를 들면 같은 직장, 같은 상사 아래서 같은 일을 해도 스트레스를 그다지 받지 않고 일하는 사람이 있는가 하면 심하게 스트레스를 받아 업무를 제대로 해내지 못하는 사람도 있다. 이 차이는 왜 생기는 걸까?

최신 연구 성과를 살피다가 스트레스에 얼마나 강하고 약한지 따지는 '회복 탄력성(resilience)'이 관심을 모으고 있다는 사실을 알게 되었다. 사람에 따라 다른 회복 탄력성은 어떻게 결정되는가? 그 요인을 찾아 효과적인 스트레스 대책을 마련하려는 연구가 세계 각지에서 시작되고 있다.

회복 탄력성에 관한 최신 연구 성과를 찾아 미국 중서부에 있는 유타주로 날아갔다. 예전에 동계 올림픽이 열렸던 솔트레이크시티는 아름다운 산맥 기슭에 있어 조용하다는 표현이 잘 어울리는 도시였다. 기후가 애리조나 사막과는 정반대라 봄철인데도 바람은 차갑고 아직 눈도 쌓여 있었다.

드넓은 미국 땅을 정신없을 정도로 바쁜 스케줄에 따라 이리저리 돌아다닌 촬영팀은 잠 부족 때문에 눈을 문지르면서 "이 스트레스가 킬러 스트레스가 되지는 않아야 할 텐데"라며 농담인지 진담인지 모를 말을 주고받으며 취재를 계속했다.

유타대학교에서 정신신경의학을 연구하는 브라이언 믹키(Brian Mickey) 부교수는 스트레스에 강하고 약한 차이를 좌우하는 요인으로 'NPY(신경펩티드Y)'라고 불리는 신경전달물질에 주목하고 있다. 특히 NPY의 생성에 관계하는 유전자의 작용이 회복 탄력성의 개인 차이와 연관이 있지 않을까 생각하고 있다.

믹키 교수의 연구에서는 태생적으로 NPY가 많은 체질인 사람과 적은 체질인 사람이 있다는 사실을 알 수 있다. 실험에서는 대상자 58명에게 '살인자', '분노' 등 부정적인 단어를 모니터에 띄워 스트레스를 주고 그때 뇌가 보이는 반응을 측정했다. 스트레스 대처 능력의 차이를 조사한 것이다.

결과는 이렇다. NPY가 적은 체질인 사람은 뇌가 과민 반응을 보였고 오히려 NPY가 많은 체질인 사람은 거의 반응하지 않았다. 즉 NPY가 적은 사람이 스트레스에 약했고 많은 사람은 스트레스에 강하다는 이야기가 된다. 이러한 실험을 거듭하여 믹키 교수는 다음과 같은 결론에 이르렀다고 한다.

"NPY 차이는 유전 때문입니다. 말하자면 스트레스에 강한지 약한지는 태어날 때부터 어느 정도 정해져 있다고 생각됩니다. NPY는 스트레스에 강한지 약한지를 나타내는 '회복 탄력성'을 결정짓는 요인 가운데 하나라고 해도 좋을 겁니다."

그 밖에도 스트레스에 강한지 약한지 결정짓는 요인을 찾으려는 연구는 세계 각지에서 진행되고 있다. 그 결과 NPY처럼 스트레스에 관계하는 물질, 그 물질을 만들어 내는 유전자가 최근 몇 년간의 연구를 통해 10종류 넘게 확인되었다. 스트레스 대처 능력 차이는 스트레스에 관계하는 물질을 몸 안에서 얼마나 생성할 수 있는가에 따라 결정되며 유

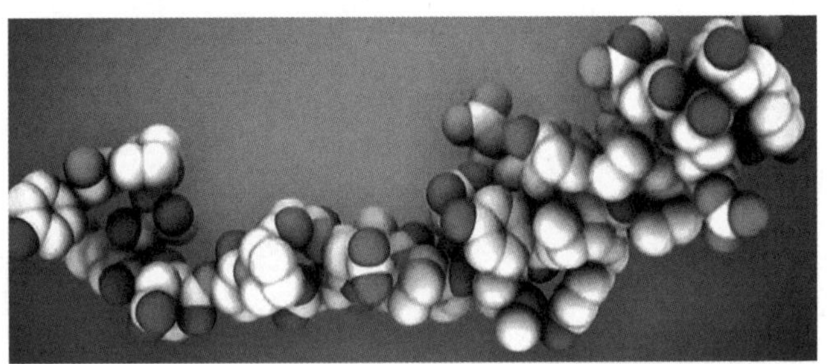

▲스트레스 대처 능력과 관계가 있는 것으로 여겨지는 NPY의 모형도.

전에 좌우되는 '타고난 개성'이라는 사실이 밝혀진 것이다.

그렇지만 회복 탄력성을 결정짓는 요인은 매우 복잡하다. 유전은 어디까지나 여러 요인 가운데 일부에 지나지 않는다. 예를 들면 유전적 요인 말고도 '태어나고 자란 환경=생육 환경'도 스트레스에 강한지 약한지를 좌우하는 중요한 요인이라는 사실에 관심이 쏠리기 시작하고 있다.

어린 시절에 겪은 심한 스트레스가 어른이 되어 나타난다

2014년, 도쿄대학 의학부 다키자와 류(滝沢龍) 박사가 발표한 연구 결과는 세계 각국에서 뉴스를 통해 소개되어 사람들에게 큰 충격을 주었다. 어렸을 때 겪는 큰 스트레스 경험인 '집단 괴롭힘'에 관한 연구 결과 발표였다.

다키자와 박사는 원래 심리학 분야에서 스트레스에 관한 연구를 하다가 스트레스에 관계된 뇌와 혈액 데이터, 정신의학 지식이나 임상 경험도 필요하다고 느껴 의학부로 옮긴 경력을 지니고 있다. 사회적인 관점과 의학적인 관점을 함께 갖춘 보기 드문 연구자이다.

다키자와 박사는 연구 계획의 미래성이나 유용성을 평

가받아 세계적으로 이름 높은 뉴턴 국제 펠로우십(Newton International Fellowship) 연구비를 받아 영국 런던대학교에 유학해 연구한 뒤, 2015년에 일본으로 돌아왔다. 그의 이야기를 듣다 보니 연구에 대한 진지한 정열을 지닌 연구자라는 사실을 자연스럽게 알 수 있었다.

다키자와 박사가 런던대학교에서 몰두했던 연구는 영국에서 실시해 온 대규모 '추적 데이터' 분석이다. 1958년의 어느 1주간 태어난 아이들 1만 8000명을 오늘에 이르기까지 60년 가까이에 걸쳐 계속 조사해 온 귀중한 연구 데이터다.

이런 조사는 서양에서 많이 이루어지는데 '출생 코호트 연구(Birth Cohort Studies)'라고 불리는 역학 연구의 일종이다. 지금까지 임신부의 흡연이 태아에 미치는 영향이나 콜레스테롤이 생활 습관병과 관계가 있다는 사실 등 우리 건강에 관한 수많은 중요한 성과가 이 연구 방법을 통해 얻어졌다.

다키자와 박사는 영국의 추적 데이터 안에서 어린이 7771명의 데이터를 분석해 '집단 따돌림'이라는 심한 스트레스를 겪은 어린이와 체험한 적이 없는 어린이가 각각 어떤 어른이 되었는지 비교했다.

그러자 어렸을 때 자주 집단 따돌림을 당하면 어른이 된

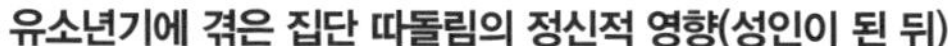
유소년기에 겪은 집단 따돌림의 정신적 영향(성인이 된 뒤)

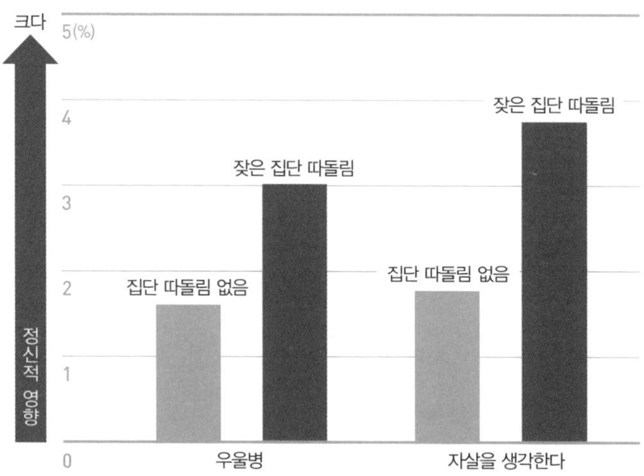

뒤 우울병에 걸리거나 자살을 생각하기도 하는 경향이 강하다는 사실이 밝혀졌다. 다키자와 박사에 따르면 그 위험성이 두 배였다. 바꿔 말하면 어린 시절에 심한 스트레스를 겪으면 그 영향이 어른이 된 뒤에도 '스트레스에 약하다'는 형태로 나타날 가능성이 증명된 셈이다.

다키자와 박사는 이렇게 경고한다.

"유소년기에 겪는 집단 따돌림이라는 심리·사회적 스트레스가 40년, 50년 긴 세월을 거쳐 인생에 영향을 끼친다는 걸 알게 되었죠. 그 영향이 이토록 클 줄은 아무도 몰랐을 겁니다. 유소년기에 겪는 스트레스를 어떻게 예방하고 집단 따돌림을 겪은 어린이들을 어떻게 도와야 할지가 앞으로 큰 과제입니다."

어린 시절 스트레스가 뇌에 미치는 영향

그러면 왜 어린 시절에 겪은 심한 스트레스의 영향이 어른이 되어 나타나는 걸까? 일찍이 하버드 의대 정신과에서 연구하던 후쿠이대학(福井大学) '어린이 마음 발달 연구센터'의 도모다 아케미(友田明美) 교수는 그 원인이 뇌의 발달 문제 때문이라고 생각한다. 어린 시절에 집단 따돌림이나 학대 같은 심한 스트레스를 받으면 뇌 일부가 제대로 발달할 수 없게 된다는 이야기다.

사실 스트레스와 마음의 병에 관한 이번 프로그램 취재는 이 도모다 교수 덕분에 시작되었다. 도모다 교수는 심한 스트레스가 어린이 뇌에 큰 영향을 미친다는 중요한 사실을 최첨단 연구를 통해 주장한 연구자였다.

그런 도모다 교수가 이렇게 말했다.

"사람의 뇌는 유아기, 유소년기를 거치며 끊임없이 발달

해 갑니다. 그때마다 겪는 일이나 여러 환경 요인 때문에 뇌의 신경회로는 점점 변화하죠. 성장 과정에서 심한 스트레스를 겪거나 나쁜 환경 요인을 접하면 뇌는 그 영향을 받게 됩니다."

뇌는 구체적으로 어떻게 변화한다는 걸까? 하버드대학교는 심한 스트레스를 겪은 어린이의 뇌를 30년 동안 조사했다. 그 결과 뇌의 어느 부분에 변화가 일어나는지 밝혀졌다. 그렇다. 불안이나 공포를 느꼈을 때 스트레스 반응의 방아쇠 역할을 하는 편도체였다.

어린 시절에 받은 스트레스가 심한 사람일수록 어른이 되면 편도체가 커지는 경향이 있다는 사실이 밝혀진 것이다. 연구자들은 편도체가 커지면 사소한 스트레스에도 민감하게 반응한다고 생각한다.

"편도체가 커져 자극에 지나치게 민감해지면 편도체의 명령에 따라 스트레스 호르몬이 계속 나오게 되죠."

어린 시절 겪은 심한 스트레스 체험이 스트레스에 약한 성인을 만들 가능성이 크다는 사실을 최신 뇌과학 연구 결과가 밝혀낸 셈이다.

또 도모다 교수는 학대를 당한 연령에 따라 뇌가 받는 영향이 어떻게 달라지는지 꼼꼼하게 조사했다. 그리고 뇌 발달에 손상이 생기기 쉬운 특별한 시기(감수성기)가 존재한다는 것을 알아냈다.

기억과 감정에 관여하는 '해마'는 3-5세 사이 유아기에, 좌뇌와 우뇌를 잇는 '뇌량'은 사춘기가 오기 전인 9-10세에, 사고와 행동을 관장하는 '전전두엽피질'은 사춘기가 지난 뒤인 14-16세 때 스트레스를 받으면 용적이 줄어든다. 어린 시절 받은 스트레스가 뇌에 미치는 영향이 이토록 상세하게 밝혀진 것이다.

이 연구 결과는 어디까지나 뇌의 각 부분마다 특별히 심한 영향을 받는 시기가 다르다는 사실을 나타내는 것이지 이런 시기가 지나면 스트레스를 받아도 영향이 없다는 이야기는 아니다. 뇌 안에서도 더욱 중요한 역할을 맡는 해마나 전전두엽피질에 미치는 영향은 어린이 학습 능력이나 인격 형성에 관계하여 발달을 크게 해치는 커다란 요인이 될 수 있다.

어린이가 받는 극심한 스트레스는 집단 따돌림뿐만 아니다. 학대나 방임, 유기 등 많은 요인이 존재한다. 심한 스트레스를 겪은 어린이들을 어떻게 보호하고 회복시켜야 할까? 전 세계적으로 관심이 높아지고 있다.

킬러 스트레스의 정체를 밝히고 그 대책을 찾으려는 우리

뇌의 발달과 감수성기

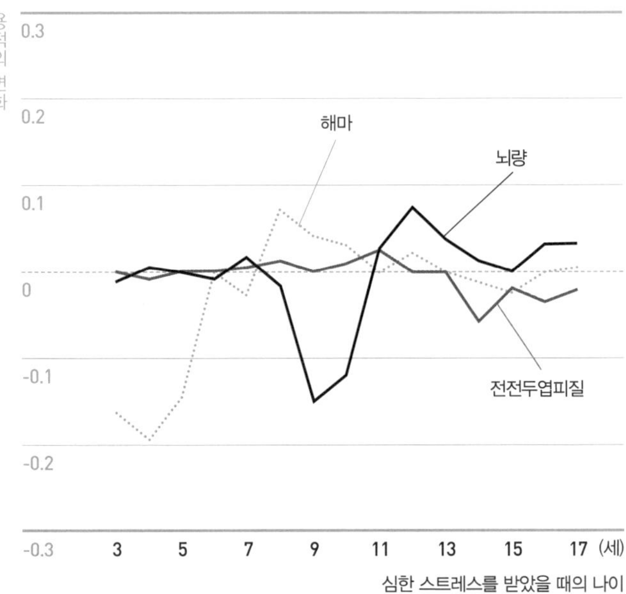

출전 : 도모다 아케미 지음 『신판 치유되지 않는 상처』(진단과치료사 발행)

들은 심한 스트레스로부터 어린이를 지키는 여러 방안도 취재했다. 어린이들이 겪는 심각한 스트레스 체험에 대처하는 확실한 방법이 확립되어 있다는 사실도 알게 되었다. 그 자세한 내용은 이 책 마지막 장에서 이야기한다.

[제3장]

건강을 좀먹는 스트레스의 폭주

"요즘은 스트레스 하나하나가
그리 심하지 않아도 축적되기 때문에
쌓이면 몸에 장애가 나타나는 수준까지 이르고 맙니다.
스트레스 반응이 가라앉기 전에
다음 스트레스가 밀려와 끊임없이 반응이 일어나죠.
그래서 병에 이르는 상태가 되어 가는 겁니다.
긴 시간 노동이나 수면 부족도
스트레스를 일으키는 심각한 요인입니다.
피로가 축적되면 더 위험한 상태가 되죠.
스트레스가 킬러 스트레스로 바뀔
위험성이 높습니다."

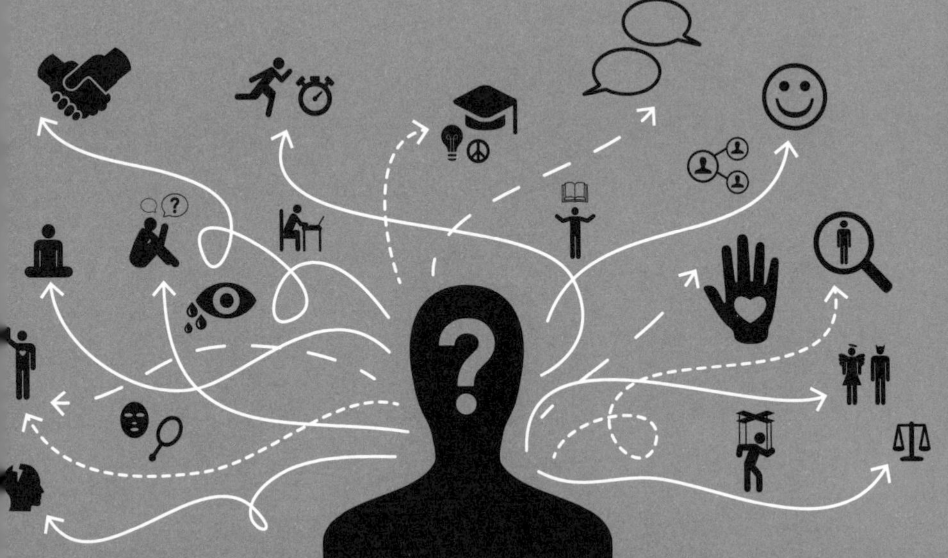

스트레스 때문에 일어난 뇌출혈

스트레스 때문에 갑자기 목숨을 잃는 일을 상상해 본 적이 있는가? 이번 기회에 스트레스가 우리 몸에 끼치는 영향과 그 메커니즘을 확인하고 자기 건강을 다시 돌아보기 바란다.

오사카의 스이타시(吹田市)에 있는 국립 순환기병 연구센터는 심장병이나 뇌졸중 같은 심장, 혈관과 관계있는 병을 치료하기 위해 설립된 일본 유일의 국립 센터다. 최첨단 치료 기법이나 병의 원인 등에 관한 연구를 하면서 수준 높은 의료 서비스도 펼치는 아주 중요한 의료 기관 가운데 한 곳이기도 하다.

센터 측의 협조를 얻어 구급 현장을 취재할 수 있었다. 그 날 구급차로 이송되어 온 환자는 사이토 사다코(斎藤貞子, 60세) 씨였다. 사이토 씨는 가까운 친척 장례식에 가던 도중 평소 느낀 적이 없는 현기증을 느끼며 비틀거렸다. 그 정도로 그쳤으면 좋았을 텐데 다음에는 몸이 뜻대로 움직이지 않는 등 매우 이상하다는 느낌을 받고 바로 구급차를 불렀다고 한다.

병상에 누운 사이토 씨에게 의사가 말했다.

"환자분, 왼손으로 오른손을 잡아 보세요."

오른손은 움직이는데 왼손을 쓰지 못한다. 좌반신 마비 현상이었다. 바로 영상 진단을 통해 뇌 상태를 상세하게 살펴보니 뇌 단면도에 흰 그림자가 또렷하게 나타났다. 뇌출혈이 일어난 것이었다. 이른바 뇌졸중이다.

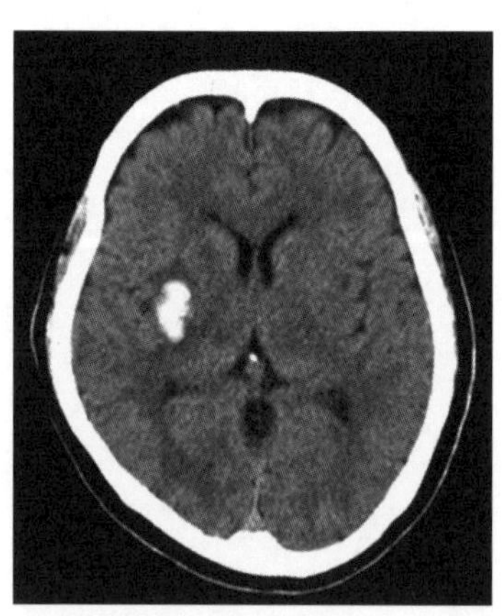
▲고혈압이 원인인 뇌졸중으로 진단된 사이토 씨의 뇌 CT 영상.

훗날 입원 중인 사이토 씨로부터 쓰러지던 날의 상황을 자세하게 들을 수 있었다. 사이토 씨는 오사카 호텔에서 근무한다. 요즘 해외에서 밀려드는 여행객이 더욱 늘어 매우 바빠졌다. 동시에 근무 시간도 길어져 만성적인 수면 부족 상태에 빠졌다.

그때 설상가상 정신적으로 충격을 받는 일이 일어났다. 가까운 친척이 갑자기 세상을 떠났던 것이다.

“몸은 피곤했지만 병은 없었고 바쁜 정도로야 별일 없을 거라고 생각했는데…….”

사이토 씨는 이렇게 그날을 돌아보았다.

뇌혈관내과 고가 마사토시(古賀政利) 부장은 사이토 씨 경우를 이렇게 설명했다.

“혈압이 높았기 때문에 고혈압성 뇌출혈이라는 진단이 나왔습니다. 혈압이 불안정해진 원인은 아마 바쁜 일과가 계속되었고, 장례식 부담이 있었기 때문 아닐까 생각합니다.”

사이토 씨는 다행히 출혈 범위가 작았고 대처가 빨랐다. 증세를 보인 날로부터 2주 뒤에는 일어나 체조도 할 수 있을 만큼 회복했지만 목숨을 잃을 위험성도 있었다.

끊임없이 이어지는 스트레스 반응

예전에는 감염증을 죽을병으로 여겨 두려워하던 시대가 있었다. 원인은 세균이나 바이러스다. 예를 들면 결핵균은 각종 항생물질이 개발되면서 위험성이 예전에 비해 크게 줄었다. 그 대신 현대사회에서는 스트레스가 일으키는 병이 주목을 받고 있다.

임상 현장에서 스트레스가 원인이 되어 이상을 호소하는 사람들을 오랜 기간 진찰해 온 규슈대학 의학부 심료내과 스도 노부유키(須藤信行) 교수도 예전 스트레스와 현대 스트레스에는 큰 차이가 있다고 지적한다.

"요즘은 스트레스 하나하나가 그리 심하지 않아도 축적되기 때문에 쌓이면 몸에 장애가 나타나는 수준까지 이르고 맙니다. 스트레스 반응이 가라앉기 전에 다음 스트레스가 밀려와 끊임없이 반응이 일어나죠. 그래서 병에 이르는 상태가 되어 가는 겁니다."

스도 교수는 한창 일할 때인 사람들이 받는 스트레스라면 직장 상사나 동료와의 인간관계에 얽힌 고민을 떠올리겠지만 결코 그뿐만이 아니라고 한다.

"긴 시간 노동이나 수면 부족도 스트레스를 일으키는 심각한 요인입니다. 피로가 축적되면 더 위험한 상태가 되죠. 스트레스가 킬러 스트레스로 바뀔 위험성이 높습니다."

정신적인 스트레스만이 아니라 '몸'에도 눈길을 돌려야 한다고 경종을 울리는 것이다.

야근, 장시간 근무, 휴일 출근…….

육아, 가사, 간병…….

혼자 힘만으로는 해낼 수 없을 때가 있다. 지나치게 힘든 근무나 꼭 해야 할 일이 여럿 겹쳤을 때는 그런 사실을 스스로 인식하고 몸과 마음을 쉬도록 하는 게 중요하다. 그런 마음가짐이 결과적으로 자기 건강을 지킨다.

쌓이면 위력이 커지는 스트레스

앞에서 소개한 '라이프 이벤트 스트레스 체크'를 다시 펼쳐 보자. 점수가 가장 높은 항목은 '배우자의 죽음'으로 83점이다. '친족의 죽음'도 73점으로 높은 점수다. 친한 사람의 죽음은 큰 스트레스가 된다는 사실을 알 수 있다. 그리고 주목해야 할 '바빠서 심신 과로'의 점수도 62점으로 높다는 사실이다. 또한 '수면 습관의 큰 변화'라는 항목은 좀 아래에 있지만 그래도 47점이나 된다.

뇌출혈을 일으킨 사이토 씨 경우도 스트레스가 겹치면서 킬러 스트레스로 바뀌었음을 쉽게 짐작할 수 있다. 원래 혈압이 높았던 사이토 씨의 혈관은 결국 견디지 못하고 터져 뇌출혈을 일으킨 것으로 보인다. 뇌혈관만 터지는 게 아니다. 몸 안에서 가장 굵은 혈관, 가슴에서 하반신으로 뻗어 가는 대동맥이 파열되면 바로 죽음으로 이어진다. 만약 동맥경화로 혈관이 약해진 부분이 있다면 제일 먼저 그런 부분부터 터지기 시작한다.

또 스트레스 호르몬 때문에 혈액 안의 혈소판이 굳으면 다리 허벅지 윗부분에 있는 혈관 같은 곳에 '혈전'이라고 불리는 핏덩이가 생긴다. 그게 혈류를 타고 폐까지 이동해 폐혈관을 막아버린다. 그게 '이코노미클래스 증후군'으로 알려진 폐 색전증인데 똑같은 현상이 뇌에서 일어나면 뇌경색, 심장에서 일어나면 심근경색을 일으킨다.

모두 다 죽음을 불러들일지도 모를 위험한 병이다. 이렇게 몇 가지 스트레스가 겹치면 스트레스를 우습게 여길 수 없다. 매우 위태로운 증상을 일으키는 원인이 된다.

정신적 중압감 때문에 줄어드는 심장 혈액

미국 조지아주 애틀랜타에 있는 에모리대학교도 워싱턴대학교와 마찬가지로 스트레스에 관한 실험을 하고 있었다. 의

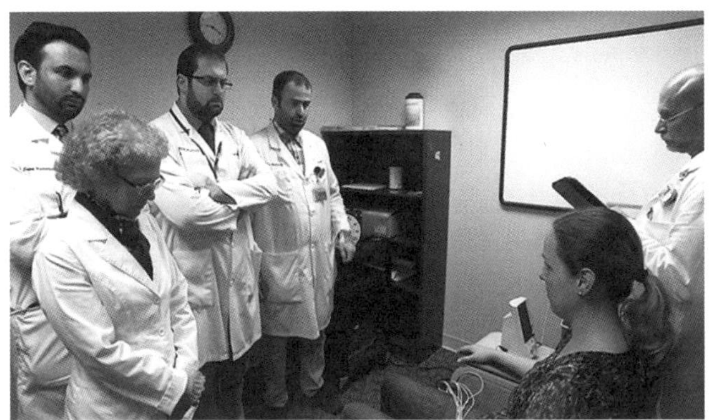

▲심장 발작을 일으킨 적이 있는 실험 대상자에게 실시하는 스트레스 실험.

과대학은 미국 남부에 자리한 대도시 애틀랜타 중심부 가까이에 있다. 거대한 병동이 여럿 줄지어 있어 수많은 환자들이 이용한다. 마치 하나의 도시처럼 보일 정도로 큰 규모다.

취재진은 안내를 받아 병원 검사실로 갔다. 실험 대상자인 여성은 심장 박동 수 같은 것을 측정하는 센서를 붙이고 커다란 의자에 앉았다. 자기 자신에 대해 설명하는 발언을 시키는 것은 워싱턴대학교와 마찬가지였다. 하지만 스트레스를 주는 방법이 달랐다. 의사 네 명이 앞에서 빤히 바라보아 실험 대상자에게 압박감을 주었다.

실험 대상자가 말을 맺으려고 하자 계속하라는 엄격한 목소리가 날아들었다. 실험 대상자가 스트레스를 느끼는 게 틀림없었다. 그저 노려보기만 하는 실험을 통해 무엇을 알 수 있다는 건지 의문이 들었다. 하지만 실험 대상자는 한 차례 심장 발작을 일으킨 적이 있는 사람들이라고 한다. 물론 이 실험은 의사들이 철저하게 준비하고 관리하는 상태에서 이루어졌다.

연구진이 주목하는 부분은 심장을 흐르는 혈액의 변화다. 이 혈액의 양을 측정하는 단일광자 단층촬영(SPECT)장치를 써서 스트레스를 주기 전과 뒤에 어떤 변화가 일어나는지 살피는 실험이다.

심장을 통째로 썰어 낸 듯한 단면의 영상에 혈액의 양이 표시되었다(87쪽 그림 참조).

평상시 영상에서는 혈액이 심장 좌심실을 도넛 모양으로 둘러싸고 있었다. 두툼한 심장 근육 안에 많은 피가 공급되고 있다는 사실을 나타내는 영상이다. 하지만 스트레스를 받은 상태인 영상에서는 도넛이 중간에 끊어져 알파벳 'C' 자처럼 생겼다. 혈액이 적은 부분이 나타난 모습이다. 그래서 심장 박동이 흐트러져 부정맥이 일어날 위험성이 있을 뿐 아니라 혈액이 흐르지 않는 허혈 상태가 이어져 협심증이나 심근경색처럼 목숨을 위협하는 병이 될 가능성도 있다고 한다.

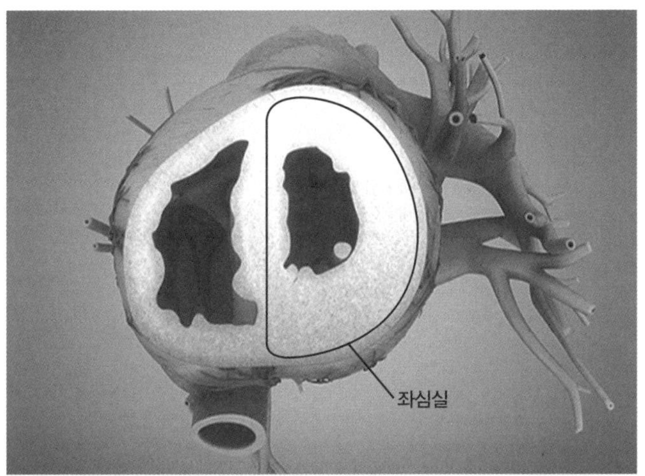

▲심장을 잘라 낸 단면도.

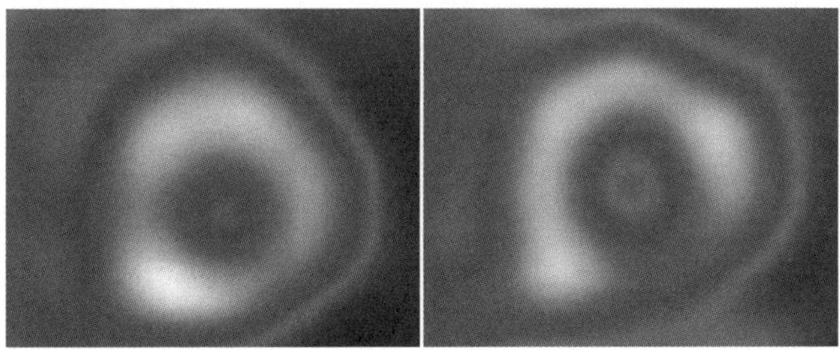

▲왼쪽은 혈액이 막히지 않고 흐르지만 오른쪽은 스트레스를 받아 혈액 양이 줄어든 부분이 보인다. (에모리대학교 제공).

같은 실험 대상자가 운동을 했을 때도 조사했는데 그때는 혈류의 감소가 일어나지 않았다. 정신적인 중압감이 있을 때 심장에 이상이 일어났던 것이다. 원인으로는 자율신경

과잉 반응이 꼽혔다.

실험 대상자가 이야기를 하고 있을 때 노려보는 것과 같은 여러 가지 스트레스가 겹치면 말단 혈관의 굵기를 컨트롤하는 자율신경이 흥분 상태에 빠진다. 그 결과 원래는 혈액이 많이 흘러야 할 심장 혈관을 오히려 좁히고 마는 '미세 혈관 기능 장애'라고 부르는 현상이 일어난다.

젊은 여성은 스트레스에 약하다?

연구를 진행한 인물은 비올라 바카리노(Viola Vaccarino) 교수로, 이탈리아 출신 여성 연구자다. 바카리노 교수가 이 연구를 시작한 까닭은 심장병 진단이나 치료를 받는 여성이 남성보다 적어서 여성 심장병 연구가 그리 많이 이루어지지 않기 때문이었다. 리서치를 진행하던 중에 여성 우울병이나 스트레스는 심장병과 관계가 깊지 않을까 하는 생각이 들기 시작했다고 한다.

연구팀이 과거에 심장 발작을 일으킨 적이 있는 94명에게 스트레스를 주는 실험을 실시했더니 성별과 연령에 따라 결과에서 아주 큰 차이가 드러났다. 50세 이하와 51세 이상으로 연령을 나누고 스트레스를 받았을 때 심장에 흐르는 혈액의 감소량을 비교하니 나이가 많아지면 혈액 감소량이 커진 남성에 비해 여성은 정반대 결과를 보였던 것이다.

바카리노 교수는 이렇게 말했다.

"50세 이하를 보면 여성 쪽이 남성에 비해 스트레스 영향을 쉽게 받는다는 사실을 알 수 있었습니다. 특히 스트레스를 여럿 받았을 때 여성 쪽이 심장병 위험이 크다는 거죠."

바카리노 교수는 심장병에 걸린 여성을 대상으로도 꼼꼼한 조사를 진행하고 있는데 그 조사에 따르면 동맥경화는 별 진전을 보이지 않았던 경우가 많아 원래 심장병인 남성보다 건강한 심장을 지닌 것처럼 보였다고 한다. 그런데 조사 결과 사망률은 여성 쪽이 높은 것으로 나타났다. 일반적으로 젊은 여성들은 받는 스트레스가 여러 가지이고 그 영향도 쉽게 받기 때문이 아닐까, 바카리노 교수는 생각하고 있다.

"여성은 평소 생활 속에서 많은 스트레스를 안고 살아갑니다. 아이를 키우거나 부모를 돌보면서 일을 하듯 심리적인 스트레스가 매우 크다고 보고되어 있습니다. 그런 어려운 상황이 겹치면 스트레스가 쌓여 갑니다. 그 결과 심장 혈류에 문제가 생기는 겁니다.

심장 혈액 감소량

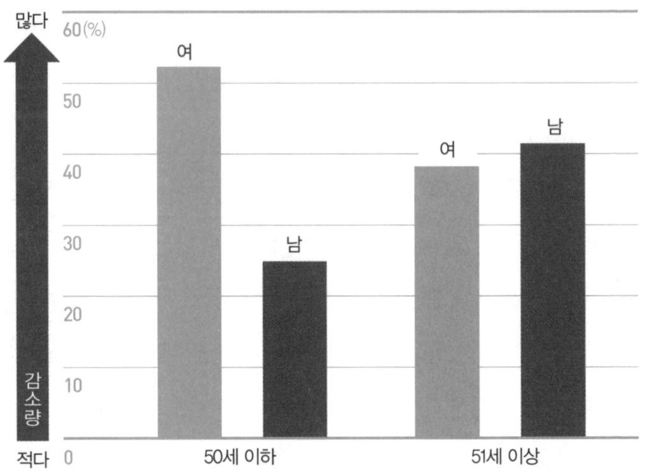

쌓인 스트레스는 경고도 없이 심장 발작을 일으키고 심장 기능 상실을 초래합니다. 이때 스트레스 반응이 걷잡을 수 없이 일어나 몸을 파탄으로 몰고 가죠."

이것이 바로 킬러 스트레스가 저지르는 짓이다. 다만 이 연구 결과가 보여주는 것은 50세 이하 남성이 심리적인 스트레스 영향을 받지 않는다는 것이 아니다. 남성과 여성을 비교할 때 여성이 스트레스 영향을 더 받는다는 이야기다.

스트레스와 심장병의 관계를 계속 연구하고 있는 바카리노 교수는 우리가 몸과 마음을 대하는 사고방식을 크게 바꾸어야 한다고 주장한다.

"지금까지는 '신체적 건강'과 '정신적 건강'을 따로 연구해 왔습니다. 우리도 다른 전문 분야로 취급했었는데 그 생각을 바꾸어 신체와 정신의 시스템은 밀접하게 연결되어 있으며 서로 영향을 미친다고 생각합니다. 마음과 몸을 한 덩어리로 생각해야만 하죠. 스트레스는 온몸에 영향을 끼칩니다."

마음과 몸은 하나다. '병은 마음에서'라는 말이 틀린 소리가 아니었다는 것이 과학으로 차근차근 증명되고 있는 것이다. 마음의 피로는 몸에 문제를 일으키고 몸의 피로는 마음에 문제를 일으키며 서로 나쁜 영향을 끼친다. 그리고 이윽고 킬러 스트레스가 되어 우리를 덮친다.

정신적인 스트레스가 목숨을 위협한다

그 단적인 사례가 최근 일본에서도 보고되었다. 지진이 건강에 어떤 영향을 끼치는지 조사한 연구 결과다. 지진에 대한 '공포'가 목숨을 앗아 갈지도 모를 위험한 병을 증가시킨다는 사실이 밝혀졌다.

2016년 3월, 미야기현 센다이시(宮城県 仙台市)에는 국내외에서 온 의사들이 모여 있었다. 제80회 순환기학회 학술회의에 참가하기 위해서다. 학회장을 맡은 도호쿠대학(東北大学) 의학부 순환기내과학 전공인 시모카와 히로아키(下川宏明) 교수가 동일본 대지진 발생 때 어떤 병이 늘어났는지 대규모 조사 결과를 발표했다.

그 이튿날, 시모카와 교수로부터 조사 결과에 대해 자세한 이야기를 들을 기회를 얻었다. 평소에는 컨퍼런스가 진행되는 방에서 우리를 맞이했다. 스크린에는 이미 발표를 위한 슬라이드 영상이 띄워져 있었다.

연구팀의 조사는 2008-2011년 사이에 미야기현 전체 지역에서 구급 이송된 사람의 병을 모두 조사하는 대대적인 작업이었다. 조사 대상을 2008-2011년으로 넓게 잡은 까닭은 다른 해의 계절적 질병 변동과 지진이 있었던 2011년의 차이를 비교하기 위해서였다.

동일본 대지진 때 어떤 일이 일어났는지 밝혀서 후세가 대책을 세우는 데 도움이 되도록 하고 싶다는 생각에서 시모카와 교수는 이 조사를 실시하기로 마음먹었다. 미야기현 소방서와 의사회로부터 협조를 얻어 엄청난 자료를 수집, 분석하고 정리해 냈다.

우선 동일본 대지진이 일어난 3월 11일 직후 확실히 심장 기능 상실, 심근경색, 뇌졸중, 폐렴이 증가했다. 시모카와 교수는 이렇게 분석한다.

"대지진 직후에는 스트레스가 크고 게다가 의료 기관도 정신이 없었기 때문에 이런 질병이 증가했을 거라고 생각합니다."

그러나 주목해야 할 점은 지진 직후만이 아니다. 시모카와 교수는 프로젝터에 비친 조사 데이터 안에 있는 '어떤 시기'를 가리켰다. 그것은 4월 8일 이후의 주간 데이터였다. 이미 지진이 있은 지 한 달 가까이 지났지만 이 시기에 미야기현 전체 지역에서 구급 이송 환자가 급격히 늘었다. 게다가 내륙이고 해안이고, 고령이고 젊은이고, 남성이고 여성이고 가리지 않고 질병이 늘어난 것이다. 이 무렵에는 의료 체제와 구호 체제도 정비되기 시작했기 때문에 연구 결과는 완전히 예상 밖이었다. 원인은 무엇일까?

2011년 4월 7일 깊은 밤, 대지진 후 가장 큰 진도 6 이상을 기록한 여진이 미야기현을 다시 덮쳤다. 시모카와 교수는 이때 지진에 대한 불안과 공포가 사람들에게 큰 스트레스가 되어 병을 일으켰던 게 아닐까 생각했다.

"4월 7일 여진 발생과 일치하는 형태로 뇌졸중이나 심폐 정지가 다시 증가했습니다. 이 데이터를 통해 스트레스가 뇌졸중이나 심장병에 민감한 영향을 끼친다는 사실을 알 수 있었죠. 아주 큰 스트레스를 받으면 이런 일이 일어난다는 걸 이 조사 결과가 우리에게 가르쳐 주고 있습니다."

여진 때문에 병이 난 사람들은 원래 스트레스가 많이 쌓여 있었거나 동맥경화가 진행되던 '약했던 사람'이었을 가능성이 높다. 정신적 스트레스는 여진이 일어나자 그런 사람들을 가차 없이 덮쳤던 것이다.

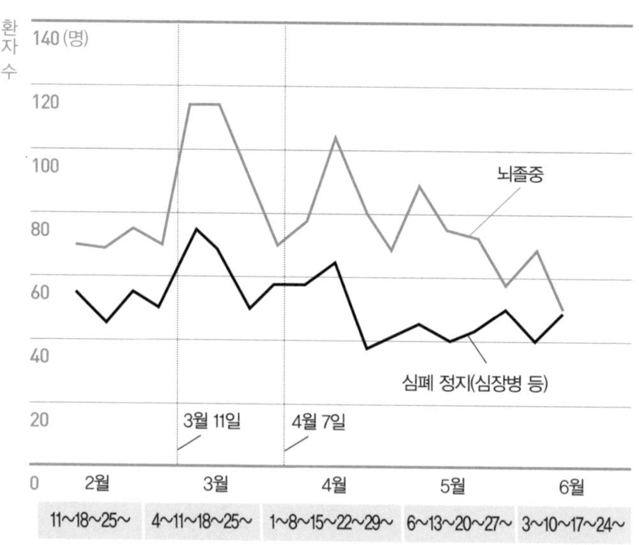

영국에서 실시된 '스트레스 대규모 조사'

영국에서는 생활 습관과 발병의 관계를 조사하기 위해 2002년부터 공무원 4000명을 8년에 걸쳐 추적하는 대규모 조사가 진행되었다. 그 결과 스트레스와 심장병의 발병에는 깊은 연관성이 있다는 사실이 밝혀졌다.

이 조사를 분석한 사람은 런던대학교의 미카 키비마키(Mika Kivimaki) 교수다. 키비마키 교수가 주목한 점은 이미 소개한 '코르티솔'이다. 실험 대상자의 혈중 코르티솔이 하루 동안 어떻게 변화하는지 자세하게 조사했다.

"흥미로운 점은 코르티솔과 심장병의 관계입니다. 혈중 코르티솔 수치가 하루 내내 큰 변화를 보이지 않는 사람은 그 값이 조금씩 줄어드는 사람과 비교하면 심근경색 같은 병으로 사망할 위험성이 두 배 높아집니다.

또 취침 전에도 변함없이 수치가 높게 나오는 사람은 낮은 사람에 비해 심혈관계 사망 위험성이 두 배나 높죠."

코르티솔 수치에 큰 변동이 없는 사람이란 스트레스가 큰 사람이다. 지속적으로 스트레스를 받으면 코르티솔이 계속 분비되어 어지간해서는 줄어들지 않기 때문이다.

"사망 위험성이 두 배로 커진다는 건 매우 심각한 상태입니다."

키비마키 교수는 불길한 표현으로 이야기를 마무리했다.

도호쿠대학에서 밝혀낸 '지진과 병'의 관계, 영국에서 증명된 '코르티솔과 병'의 관계. 이런 연구 결과를 통해 우리는 스트레스에 계속 노출되면 심장병에 걸릴 가능성이 있다는 사실을 알 수 있게 되었다. 그렇지만 킬러 스트레스의 영향은 이 정도에서 그치지 않는다. 최신 연구는 스트레스가 심장병이나 뇌졸중 말고도 무서운 병들을 일으키는 원인이 된다는 사실을 밝혀냈다. 그 병은 바로 '암'이다.

암세포를 공격하지 않게 되는 면역세포

일본인 사망 원인 질병 1위인 암, 누구나 걱정하는 병 가운데 하나다. 지금까지 우리가 취재한 암 환자 대부분은 스트레스와 암의 관계를 스스로 인식하고 있었다.

췌장암을 앓은 어느 남성은 자기가 경영하는 공장의 설비를 새것으로 바꾸기로 결정한 직후에 영업 실적이 나빠져 그걸 만회하느라 '회사를 위해 너무 일을 많이 했기 때문'이라며 후회한다. 또 남편과 이혼한 뒤 딸을 키우며 직장 생활과 육아에 시달리는 하루하루를 보내던 어느 여성은 하루하루가 스트레스라는 생각이 들었을 때 유방암이 발견되었다. 스트레스와 암의 관계를 이렇게 직감적으로 떠올리는 사람은 있지만 구체적으로 스트레스와 암이 어떻게 연결되는지는 밝혀지지 않았다.

우리는 미국 오하이오주에서 가장 큰 도시인 콜럼부스에 있는 오하이오주립대학교를 찾아갔다.

"먼 일본에서 오셨군요."

대만 출신 손원 하이(Tsonwin Hai) 교수가 따뜻하게 맞아주었다. 하이 교수가 주목하는 점은 스트레스 호르몬에 의해 움직이기 시작하는 'ATF3 유전자'다.

이 ATF3 유전자는 암세포를 공격하고 증식을 막아 내는 면역세포 안에 존재하는데 평소에는 스위치가 꺼진 듯 세포 안에서 잠자고 있다. 그렇지만 스트레스 호르몬이 늘어나 면역세포를 자극하면 30분 안에 ATF3 유전자가 움직이기 시작한다. 그러면 무슨 이유에서인지 면역세포는 암세포 공격을 멈춰 버린다.

스트레스 호르몬이 줄어들면 유전자의 스위치가 꺼져 면

역세포는 다시 암세포를 공격한다. 하지만 스트레스 호르몬이 많은 상태가 이어지면 스위치가 켜진 채로 계속 유지되기 때문에 면역세포가 움직이지 않아 암세포 증식을 막을 수 없게 되는 것이다.

중증 유방암 환자를 대상으로 이 유전자와 생존율 관계를 살펴보니 면역세포 내부에서 ATF3 유전자가 움직이지 않았다. 즉 스위치가 꺼진 상태인 환자의 1년 뒤 생존율은 85퍼센트로 무척 높은 수치를 보였다. 한편 ATF3 유전자가 움직이는, 즉 스위치가 켜진 상태인 사람의 1년 뒤 생존율은 45퍼센트밖에 되지 않았다.

하이 교수는 ATF3 유전자가 암을 악화시킨다고 보고 연

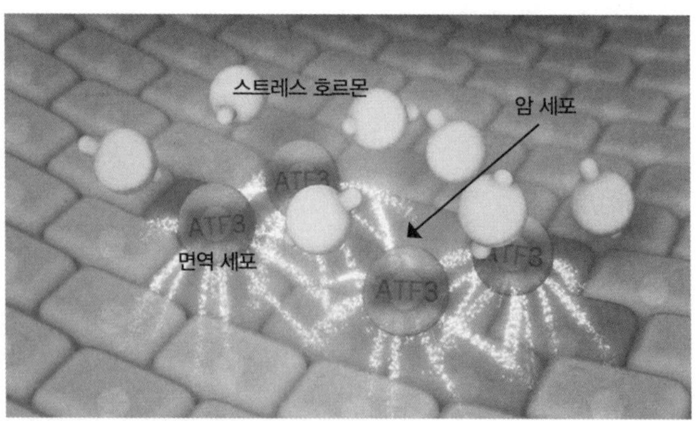

▲암세포를 공격 중인 면역세포(그림).

구를 진행하고 있다. 스트레스가 암세포가 아니라 면역세포 안의 ATF3 유전자를 조작해 암의 원인 가운데 하나가 될 거라는 생각은 지금까지 없었던 새로운 발상이다.

그리고 ATF3 유전자의 스위치가 켜진 상태일 때 면역세포는 암세포를 공격하지 않을 뿐 아니라 오히려 암세포 전이를 거든다는 사실이 쥐 실험을 통해 확인되었다. 면역세포가 세포와 세포 사이에 빈틈을 만들기 때문에 공간을 확보해 주어 암세포가 이동하기 쉽게 돕는 꼴이었다.

이처럼 ATF3 유전자의 스위치가 계속 켜진 상태면 면역세포의 움직임 자체를 바꿔 암을 일으키는 방아쇠가 된다. 암 환자에게 더할 나위 없이 위험한 일이다.

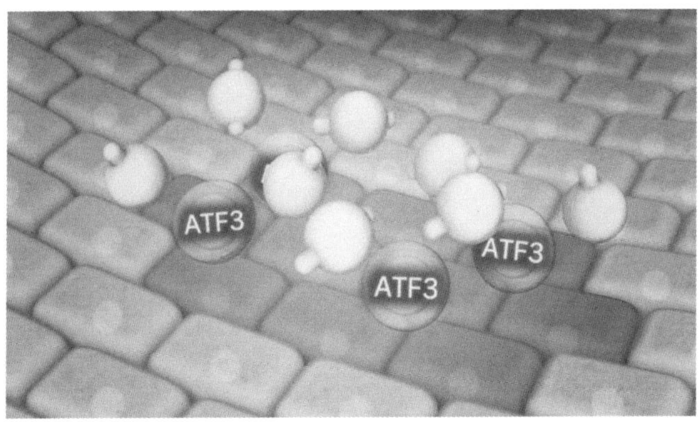

▲스트레스 호르몬에 의해 ATF3 유전자의 스위치가 커져 공격을 멈춘 면역세포(그림).

유방암 환자의 생존율

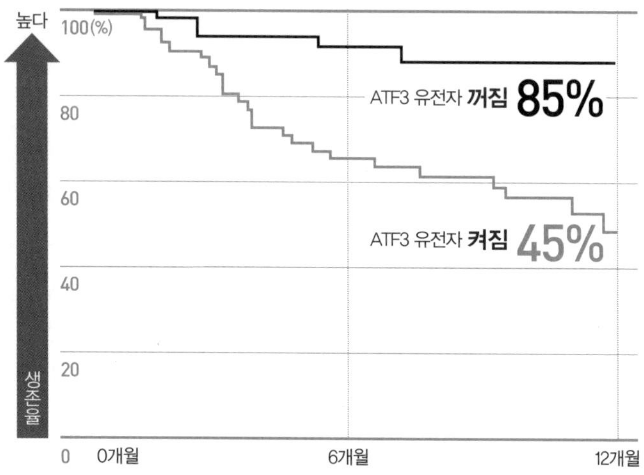

하이 교수는 암과 싸우기 위해서나 예방을 위해서나 '스트레스 컨트롤이 반드시 필요하다'고 말한다.

"스트레스가 오랜 시간 만성적으로 이어지면 암 관련 위험성이 높아진다는 건 분명합니다. 이런 스트레스를 과연 어떻게 줄일 것인가? 이것이 암 예방의 열쇠가 될 게 틀림없다고 생각합니다."

이렇게 말하는 하이 교수는 이미 몇 가지 계획을 추진하고 있었다. 약의 힘을 빌려 자율신경을 정상화시켜 스트레스 호르몬의 움직임을 막는 방법인 모양이다. 스트레스를 컨트롤하여 암을 예방하거나 치료할 수 있는 신약이 탄생할 날이 올지도 모른다.

면역 체계에 이변이 일어난다

오하이오주립대학교는 하이 교수가 하는 연구 이외에 다른 연구를 통해 스트레스가 면역 체계에 이변을 일으킨다는 사실도 밝혀냈다. 놀랍게도 면역세포가 '뇌'에 상처를 입힐 가능성이 있다고 한다.

홍보 담당자가 안내해 준 덕분에 드넓은 캠퍼스 안에 있는 존 셰리던(John F. Sheridan) 교수의 연구실을 헤매지 않고 찾아갈 수 있었다. 이 연구실은 쥐의 조직 분석을 통해 스트레스가 인체에 미치는 영향을 조사하고 있다. 셰리던 교수는 느릿한 말투로 연구 내용을 설명하기 시작했다.

"만성 스트레스는 우리 몸 모든 부분에 영향을 끼칩니다. 지금 우리가 진행하고 있는 연구 주제 가운데 하나가 스트레스에 의한 면역 반응과 우울병이랑 기분 장애, 불안 장애의 관계입니다."

셰리던 교수가 주목하는 부분은 '골수'다. 뼈 깊숙한 곳에 있는 골수는 면역세포 등을 만드는 일을 한다. 골수에는 자율신경이 뻗어 있기 때문에 스트레스가 골수 자체에 영향을 준다는 이야기다. 만성적으로 스트레스가 쌓이면 골수가 면역세포를 만들어 내는 작용이 활성화되어 그 세포를 혈액 안으로 보낸다. 여기까지만 들으면 나쁜 영향은 없을 것 같다.

"그렇지만 이 면역세포 활성화는 건강에 부정적인 영향을 줍니다."

셰리던 교수가 힘주어 말했다.

면역세포가 혈액을 매개로 뇌 안에 침입하면 염증을 일으킨다는 사실이 쥐를 이용한 실험을 통해 확인되었다고 한다. 이 염증 때문에 뇌가 상처를 입고 우울병 등이 생기거나 그런 상태가 오래 이어지는 게 아닐까 하는 가설을 세우고 있다. 게다가 스트레스가 염증을 촉진해 당뇨병 같은 생활습관병의 악화에도 관계하고 있을 가능성이 있다고 한다.

셰리던 교수는 표현을 신중하게 하면서 이렇게 말했다.

"아직 답은 나오지 않았습니다. 하지만 한 가지 확실하게 이야기할 수 있는 점은 만성 스트레스 반응이 계속되면 몸 안에서 생각지도 못한 반응이 일어날 가능성이 있다는 사실입니다."

스트레스가 '살인 세균'을 만들어 낸다

스트레스가 방아쇠 역할을 해 세균이 혈관을 터뜨린다.

이런 놀라운 연구 결과를 발표한 데이비드 데이비스(David G. Davies) 교수를 만나기 위해 뉴욕주립대학교 빙엄턴 캠퍼스로 향했다. 뉴욕에서 고속도로를 세 시간 남짓 달리면 나타나는 녹음이 푸르른 전원도시에 자리 잡은 캠퍼스였다.

넓은 캠퍼스 안에는 새 연구실을 여러 동 짓고 있었다. 그 가운데 새로 지은 건물이 우리가 방문하려는 연구소였다. 데이비스 교수가 홀에 나와 맞아 주었다. 인사를 마치고 보안 장치가 된 문을 열고 안으로 들어갔다. 천장이 높은 깨끗한 연구실이었다.

데이비스 교수에 따르면 돌연사 가능성이 높은 동맥경화를 일으킨 환자의 혈관을 자세하게 살펴보았더니 혈관 벽에서 원래는 '존재할 리 없는 세균'이 발견되었다고 한다.

데이비스 교수는 현미경 영상을 디스플레이에 띄우고 설명하기 시작했다. 영상은 혈관 단면도인데 조직이 염색되어 있다.

혈관은 녹색으로 물들었고 동맥경화가 일어나고 있는 부

분이 부풀어 오른 것으로 보인다. 그 동맥경화 부분에 빨간색 입자가 보이는데 이건 아주 많은 세균이 몰려 있기 때문이라고 한다.

"혈관 안에 들어온 세균은 보통 면역세포에 의해 제거됩니다만 동맥경화를 일으킨 부분이 있으면 거기에 세균이 침입해 면역세포의 공격을 피하면서 증식하는 게 아닐까 생각합니다. 동맥경화가 없는 젊고 건강한 혈관에는 세균이 파고들지 못하는 것 같더군요."

그러면 세균이 몸 안에 침입했을 때 어떤 일이 일어나는가?

세균은 온몸을 돌아다니며 일부가 혈관 안에 정착한다. 정

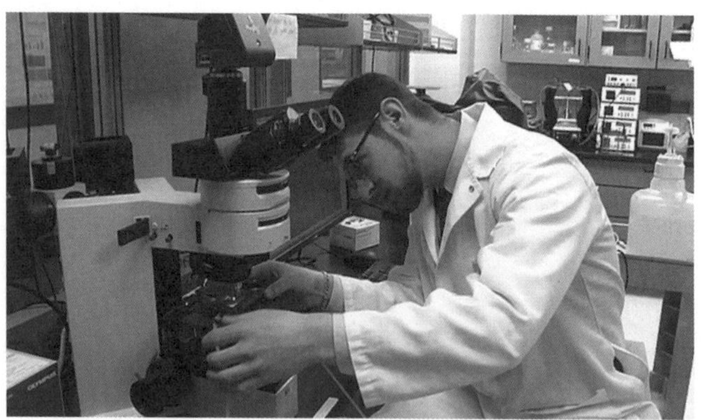

▲튜브를 통해 철분을 흘려 넣어 세균에 스트레스가 쌓이는 상태를 재현하는 연구원.

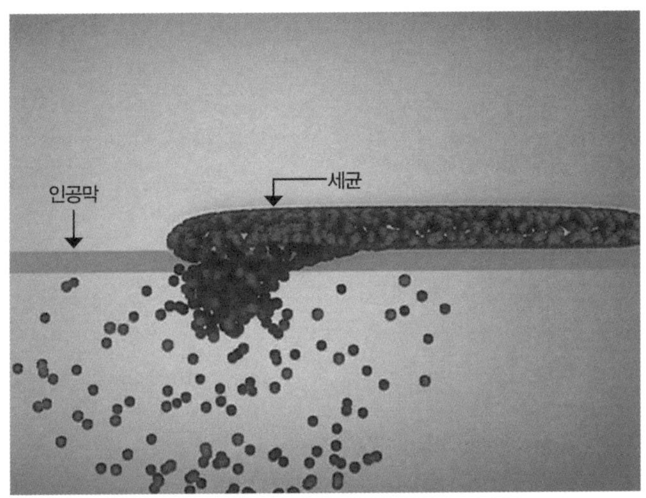

▲활성화된 세포가 혈관 벽을 파괴한다(그림).

착한다고 해서 나쁜 작용을 하지는 않지만 이 상태에서 스트레스 호르몬이 더해지면 혈액 안의 철분이 분리되어 놀라운 일이 일어난다.

그 상태를 데이비스 교수 팀이 재현해 주었다. 현미경에는 금속판이 붙어 있다. 거기에는 혈관에 해당하는 인공막이 놓여 있는데 그 위에 육안으로는 볼 수 없는 세균을 놓는다. 그 세균에 철분을 더해 스트레스가 쌓인 상태를 인공적으로 만드는 것이다.

20분쯤 지나자 세균 덩어리가 꿈틀거리기 시작했다. 그리

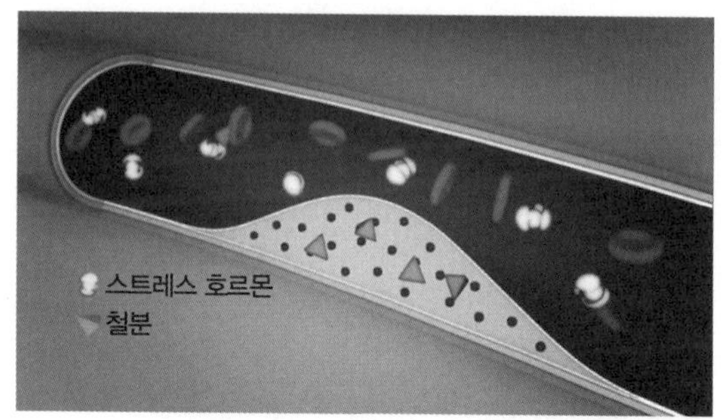

▲그림 1 : 스트레스 호르몬이 늘어나면 철분이 혈장 성분에서 떨어져 나온다.

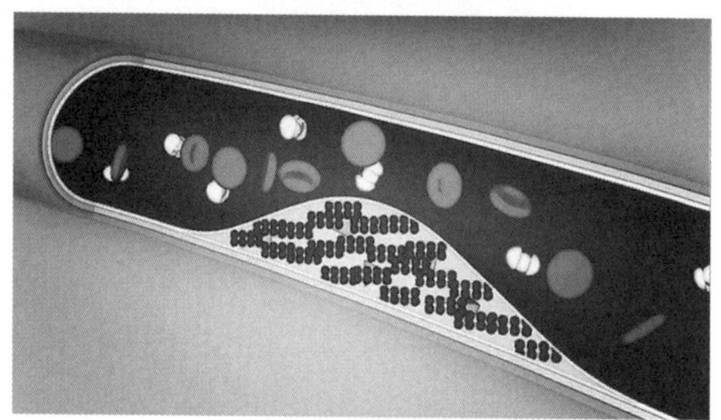

▲그림 2 : 세균이 철분을 받아들여 활성화.

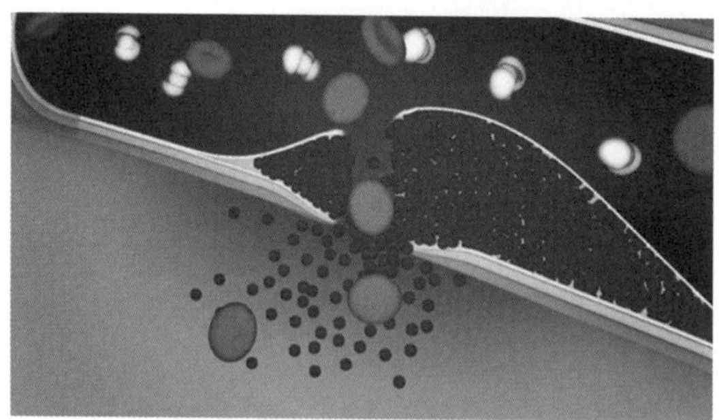

▲그림 3 : 혈관을 뚫어 출혈을 일으키는 상태.

고 다음 순간 세균은 아래쪽 막을 뚫어 버렸다. 만약 이 현상이 진짜 사람의 혈관에서 일어난다면 기껏해야 수십 분 안에 뇌출혈이나 대동맥 파열, 또는 심근경색 등으로 돌연사할 수도 있다.

세균이 혈관을 터뜨리는 메커니즘을 데이비스 교수는 이렇게 본다.

"일반적으로 철분은 혈액의 혈장 성분과 결합하기 때문에 세균은 철분 부족 상태인 걸로 보입니다.

그렇지만 스트레스 호르몬에 의해 철분이 혈장 성분에서 떨어져 나오면(106쪽 그림 1) 세균이 철분을 받아들여 세균 활동이 활성화됩니다(그림 2). 활성화된 세균은 효소를 분비하면서 증식해요. 혈관 조직도 녹이고 마침내 혈관 자체를 터뜨리고 마는 거죠(그림 3)."

이처럼 스트레스를 받으면 혈압이 올라감과 동시에 세균 활동이 활성화되어 주위에 있는 세포를 녹이기 시작한다. 마치 혈관을 파열시키고 말겠다는 듯 모든 사태가 동시에 진행된다.

혈관 벽에 달라붙는 위험한 충치균

세균이 혈관 파괴와 관계가 있다는 사실을 확인할 수 있는 연구는 오사카대학 치과학부와 국립 순환기병 연구센터가 공동으로 하고 있다.

이 센터의 뇌신경내과 이하라 마사후미(猪原匡文) 부장은 뇌혈관 전문가이며 혈관에 주목한 인지증 예방 연구도 하고 있다. 이하라 부장은 뇌출혈을 일으킨 환자 가운데 '미세 출혈'이라고 불리는 약간의 출혈을 일으킨 사람들에 주목했다.

큰 화면에 비친 뇌 MRI 영상을 이하라 부장이 손가락으로 가리켰다. 거기에는 지름 몇 밀리미터쯤 되는 검은 알갱이가 보였다. 이것이 미세 출혈이다. 이런 미세 출혈이 많으면 혈관이 손상되었다는 것을 뜻하며 심각한 뇌출혈로 이어질 가능성이 있는 위험한 징후라고 한다.

이하라 부장이 이끄는 연구팀은 이 미세 출혈이 있는 환자의 입에서 침을 채취했다. 오사카대학 치과학부 나카노 가즈히코(仲野和彦) 교수가 그 안에 있는 충치균을 상세하게 분석했다.

이하라 부장과 나카노 교수는 '충치균의 종류와 미세 출혈 사이에 상관관계가 있다'고 예측했는데, 분석 결과 '충치균의 접착 능력과 미세 출혈의 수'에 상관관계가 있다는 사실이 밝혀졌다. 미세 출혈이 많은 사람의 입에는 혈관 벽에 달라붙는 능력이 뛰어난 충치균이 있다는 사실을 알아낸 것이다.

결국 이 충치균이 잇몸의 상처 같은 곳을 통해 몸 안에 침입하면 높은 접착력을 이용해 뇌혈관에 달라붙는다. 그리고 혈관을 터뜨려 미세 출혈을 일으킨다는 이야기다.

뇌졸중에 정통한 이하라 부장은 기존 개념을 바꾸는 중대한 발견을 했다고 한다.

충치균과 뇌출혈의 관계

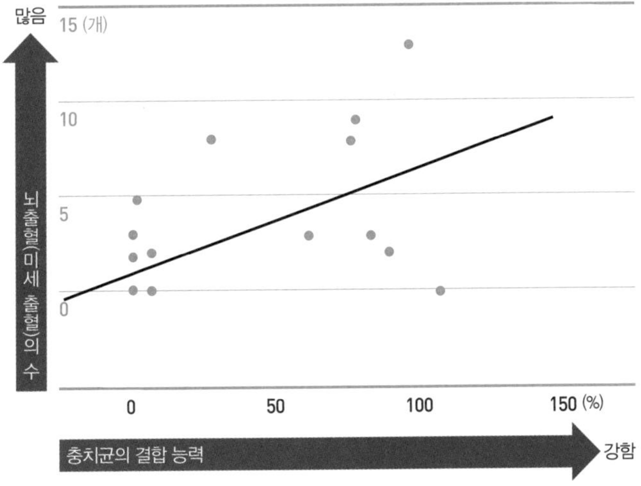

"지금까지 미세 출혈은 고혈압이나 당뇨병이 관계가 있다고 여겼습니다. 하지만 고혈압을 조절해도 미세 출혈이 일어나는 사람이 있어서 다른 요인이 있을 거라고 예측한 거죠. 이번에 밝혀진 충치균과 미세 출혈의 관계는 매우 밀접해 보입니다. 충치균은 미세 출혈을 일으키는 중대한 요인이라고 생각합니다."

한편 충치에 정통한 나카노 교수는 충치균이 몸 안에 들어올 때 스트레스가 관계한다고 추측한다.

"스트레스가 많으면 면역력이 약해져 출혈이 쉽게 일어난다는 사실이 밝혀졌죠. 물론 몸 안에 침입한 충치균에 대한 면역세포의 공격도 약해지고요."

나카노 교수는 충치균과 미세 출혈의 관계를 우려할 게 아니라 오히려 충치나 치주 질환의 예방과 치료가 뇌출혈 예방으로 이어지는 걸로 생각해야 한다고 주장한다.

"앞으로 위험성이 있는 충치균을 지닌 사람들을 골라 그분들을 중심으로 예방법을 확실하게 실천하면서 치과 치료를 통해 뇌출혈을 일으키는 환자를 줄일 수 있을 거라고 생각합니다."

치과 치료로 뇌출혈을 예방할 수 있는 시대는 그리 멀지 않을지도 모른다.

스트레스가 쌓이면 감기에 잘 걸린다?

지금까지는 생명에 직접적인 영향을 미치는 병과 스트레스의 관계를 이야기했다. 하지만 스트레스가 관계하는 병은 종류가 매우 많기 때문에 직접 목숨을 위태롭게 만드는 것만 있지는 않다. 예를 들면 가장 흔한 병인 '감기'도 그 가운데 하나다.

피츠버그에 있는 카네기멜론대학교의 셸던 코헨(Sheldon Cohen) 교수는 1980년대에 대규모 스트레스 조사를 실시해

스트레스와 감기의 관계

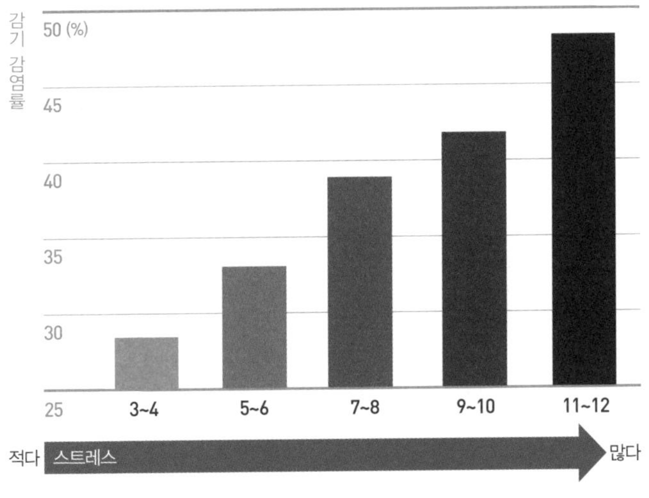

감기와 스트레스의 관계를 밝혀냈다.

연구에 협력한 사람은 건강한 성인 394명이다. 우선 스트레스가 얼마나 쌓였는지 조사한 뒤에 코 안 점막에 감기 바이러스가 있는 액체를 흘려 넣었다. 그런 상태에서 실험 대상자들을 6일 동안 병실에 머물게 하면서 감기에 걸리는지 조사한 것이다.

그 결과 스트레스가 많은 사람일수록 감기에 걸리는 비율이 높다는 사실이 밝혀졌다.

게다가 만성 스트레스에 시달리는 사람일수록 감기에 잘 걸렸다. 스트레스 때문에 면역력이 떨어지기 때문으로 보이는데 '스트레스의 질'이 결과에 크게 영향을 끼친다고 코헨 교수는 말한다.

"특히 인간관계 스트레스가 크죠. 친한 사람이나 배우자, 상사와 원만하지 않은 거예요. 이건 어제 아내와 말다툼한 정도를 이야기하는 게 아닙니다. 더 만성적이고 오랜 기간에 걸쳐 문제가 있는 경우를 말하는 거죠."

혹시 요즘 들어 감기에 자주 걸리는 분들은 그 원인이 인간관계에서 오는 만성적이고 장기적인 스트레스 때문이 아닌지 의심할 필요가 있다.

스트레스와 관계있는 병은 이렇게 많다

지금까지 소개한 병 말고도 스트레스와 관계있는 것으로 보이는 중요한 병을 정리해 둔다.

- 두드러기, 알레르기 : 스트레스 때문에 자율신경이 흥분해 분비되는 물질이 피부 안에 있는 세포에 작용해 두드러기, 알레르기 반응을 악화시키는 것으로 보인다.

- 위염, 위궤양, 십이지장궤양: 스트레스 때문에 위가 아픈 경험이 있는 사람은 많지 않을까? 스트레스 때문에 위산 분비량이 늘어나거나 줄어들거나 해서 위의 운동 기능이 약해지는 현상이 일어난다.

- 폐 색전증: 폐의 혈관이 막혀 목숨을 잃을 위험성도 있는 폐 색전증, 흔히 이코노미클래스증후군이라 불리는데 여기에도 스트레스가 관계있다. 스트레스 호르몬에 의해 혈액 안의 혈소판이 쉽게 굳어져 혈관이 막힌다.

- 당뇨병 : 스트레스 호르몬에는 혈당을 증가시키는 작용

이 있기 때문에 스트레스가 쌓이면 당뇨병이 악화된다.

이상은 대표적인 것만 몇 가지 꼽아보았을 뿐이다.

스트레스에 약한 현대인의 뇌

스트레스가 여러 가지 병을 일으키기도 하고 악화시키기도 할 위험이 있다는 사실을 이해했을 것이다. 그런데 이런 의문을 품는 분도 있지 않을까?

"스트레스가 어제오늘 시작된 문제는 아니잖아. 옛날부터 스트레스 때문에 생기는 병은 많았는데 요즘 사람들이 스트레스, 스트레스 하면서 떠드는 거 아니야?"

이런 의문에 답하는 연구 결과를 독일 하이델베르크대학교 연구팀이 발표했다. 뇌의 편도체 움직임에 주목한 연구다. 연구팀은 사람들이 사는 지역의 크기에 따라 편도체가 어떻게 반응하는가를 조사했다. 그러자 실험 대상자가 사는 환경에 따라 편도체의 반응에 차이가 있다는 사실이 밝혀졌다.

결과는 같은 스트레스가 주어졌는데도 큰 도시에 사는 사람의 편도체가 가장 큰 반응을 보일 정도로 민감했고 시골

편도체의 반응

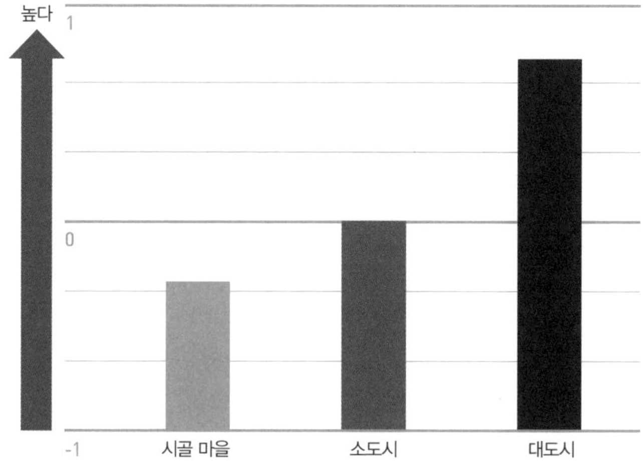

마을에 사는 사람의 편도체가 가장 반응이 적었다. 작은 도시에 사는 사람은 그 중간 수준이었다고 한다. 편도체가 쉽게 반응한다는 것은 스트레스 반응을 쉽게 일으킨다는 이야기다.

스트레스 연구에서 세계적인 권위자로 꼽히는 록펠러대학교의 브루스 맥퀸 교수는 자극이 많은 일상이 편도체를 지나치게 민감하게 만든다고 생각한다.

"옛날 인간의 편도체는 위험이 닥쳤을 때만 활성화되었을 겁니다. 그런데 현대 도시 생활자는 늘 편도체가 활성화된 상태에 있죠."

도시에는 신호등이나 네온사인, 인파, 소음 등이 많아 모두 편도체를 자극하게 된다. 늘 많은 자극을 받아 매우 예민한 상태인 편도체는 작은 일에도 크게 반응해 스트레스 반응을 확대하고 만다. 또한 거주하는 지역과 상관없이 현대인의 필수 아이템인 스마트폰이나 컴퓨터도 편도체에 자극을 주는 것으로 보인다.

"현대사회는 편도체를 늘 자극하기 때문에 스트레스에 약한 뇌를 만들어 내고 있다고 할 수 있습니다."

맥퀸 교수는 이렇게 경고했다.

우리는 편도체를 계속 자극하는 환경 속에서 살아가고 있다는 사실을 더 의식할 필요가 있는지도 모른다.

[제4장 : 스트레스 극복 대책 ❶]

뇌를 변화시키는 운동과 병을 예방하는 식생활

스트레스와 마음의 병에 대처하기 위해서는
하루하루의 생활 습관을 되돌아보는 게
중요하다고 주장한다.
스트레스 대처에 효과가 있는 것들을
일상생활 속에서 습관으로 만드는 것이
기본 대책이라는 이야기다.
'운동'이 그 가운데 하나다.
물론 양질의 '수면'을 확보하는 일도 중요하다.
그리고 '식사' 또한 중요한 대책이라고 한다.

스트레스 대책에서 최첨단을 달리는 미국에 주목

지금까지 일본과 세계 각국에서 진행되고 있는 최신 스트레스 연구 가운데 우리의 몸과 마음을 위협하는 킬러 스트레스의 존재와 그 메커니즘을 살펴보았다. 조금 난해한 부분이 있었을지도 모르지만 스트레스를 느꼈을 때 '지금 편도체가, 부신이, 자율신경이……' 하는 생각을 떠올리면서 몸과 마음에 미치는 영향을 구체적으로 머릿속에 그려 보는 게 중요하다.

그럼 독자 여러분은 일상생활 속에서 뭔가 스트레스 대책을 세우고 살아가는가? 간단하게 말해서 스트레스 대책이지 오늘날은 그야말로 수많은 대처법이 존재한다. 연구자들이 다양한 각도에서 매일 도전하고 있는, 스트레스의 모든 것을 밝히려는 노력은 계속 새로운 해소법을 만들어 내고 있다.

우리가 주목한 곳은 스트레스 대국이라고 할 수 있는 미국이다. 이 나라는 스트레스 대책 연구와 보급에서 최첨단을 달리고 있다. 그 가운데 몇 가지 예를 소개한다. 미국 심리학회는 일반인을 대상으로 다섯 가지 스트레스 대책을 권장하고 있다.

1. 스트레스의 원인을 피한다
2. 웃음
3. 친구나 가족의 도움을 받는다
4. 운동
5. 명상

첫 번째인 '스트레스의 원인을 피한다'는 아주 간단할 것 같아도 어렵다. 하지만 스트레스에 맞서기 위해서는 매우 중요한 포인트다. 원인을 찾아 그것을 멀리할 수 있다면 스트레스는 줄어들 것이다. 하지만 노력만으로는 해결되지 않는 경우도 있다.

두 번째인 '웃음'은 자기가 웃고 있다는 사실 말고도 주위를 온화하게 만들어 스트레스가 쌓이는 상황을 개선하는 효과가 있다.

세 번째인 '친구나 가족의 도움을 받는다'는 신뢰할 수 있는 친구나 가족에게 자기가 스트레스를 받은 상황이라고 알려 그 사실을 공유하는 것을 뜻한다. 이렇게만 해도 스트레스 완화에 도움이 된다.

그리고 네 번째인 '운동'. '운동하면 기분이 상쾌해지고 스트레스가 풀리는 건 당연하지 않은가?'라고 대수롭지 않게 생각할지도 모른다. 그러나 사실 그렇게 간단한 문제가 아니다. 운동이 '스트레스 반응의 폭주'를 확실하게 억제한다는 사실이 밝혀진 것이다.

자율신경의 흥분을 억제하는 운동

우리는 캐나다의 런던이라는 도시로 날아갔다. 영국의 수도 런던과 철자가 똑같은 London이다. 대도시 토론토에서 차를 타고 남서쪽으로 두 시간쯤 가는 곳에 있는, 숲이 많은 아름다운 도시였다.

웨스턴대학교는 역사가 느껴지는 석조 건물과 근대적인 건물이 공존하는 아름다운 캠퍼스를 가지고 있다. 머리를 깨끗하게 민 건장한 남성이 웃는 얼굴로 약속 장소에 나타났다. 케빈 슈메이커(Kevin Shoemaker) 교수였다.

"이제 곧 운동하는 사람들이 올 시간이니 바로 안으로 들어갑시다."

인사도 하는 둥 마는 둥 건물 안으로 안내해 주었다. 천장이 높아 탁 트인 느낌이 드는 기분 좋은 공간이었다. 실내 자전거 타기, 러닝, 근육 트레이닝 같은 운동을 위한 장비가 쭉 늘어선 스포츠클럽 같았다.

곧 실험 대상자들이 실내로 들어왔다. 50대에서 70대의 남성과 여성이었는데 모두 여덟 명이었다. 데이터를 읽어 들이는 장치에 개인 카드를 꽂고 연구원과 담소를 나눈 뒤 운동하기 시작했다. 운동 머신에는 참가자의 운동 메뉴가 표시되어 있었는데 운동량을 나타내는 데이터도 자동으로 측정되는 모양이었다.

참가자는 모두 심장병을 앓았던 사람들이다. 그 가운데 한 명, 고교 교사인 50대 남성은 심근경색이 온 적이 있었다고 한다.

"그때는 스트레스가 너무 많았죠."

그는 그때를 이렇게 되돌아본다.

걷기 운동을 하는 50대 주부는 이렇게 말했다.

"육아가 스트레스였죠. 심장병이 생겼지만 이렇게 운동하면 컨디션도 좋고 무엇보다 기분이 상쾌하죠."

그 주부는 걷기 운동을 마친 뒤에도 다른 장비를 이용해 운동을 이어 갔다.

70대 남성에게 운동을 하다가 심장 발작이 재발할 거라는 불안은 없는지 물었다.

"아뇨, 불안은 없어요. 전문가가 있어서 오히려 기분이 좋죠."

그는 숨을 몰아쉬며 운동을 계속하고 있었다.

슈메이커 교수의 연구는 심장병 환자가 운동에 의해 자율신경이 어떻게 변화하는가를 파악하는 것이다. 운동선수에서부터 심장병 환자까지 다양한 사람들을 실험 대상으로 삼아 운동에 의한 뇌의 변화를 연구하고 있다.

운동이 지닌 놀라운 효능

우리는 실험 대상자 남성이 자율신경 측정을 하는 옆방으로 안내되었다. 침대에 누운 남성에게 심장 박동 수를 측정하기 위한 장치를 부착한 뒤 오른쪽 무릎 조금 윗부분에 전극이 달린 침을 찔렀다. 소음 같은 소리가 방 안에 울려 퍼지고 모니터에는 파도 모양의 선이 나타났다. 처음에는 지익 지익 하는 소리였지만 바늘을 찌르거나 긁거나 하면 소리가 바뀌었다. 이 소리와 파형은 자율신경의 전기신호라고 한다. 귀에 들어오는 소리와 파형을 가지고 최적의 측정 장소를 찾고 있는 것이다.

남성은 "처음에 조금 아플 뿐"이라며 별일 아니라는 듯 이야기하더니 눈을 감았다. 측정이 끝나자 "그럼 다음 주에 다시 봅시다"라며 스태프와 인사를 나누고 돌아갔다.

슈메이커 교수는 캠퍼스 중심부에 가까운 사무실로 이동하더니 지금까지 연구한 결과를 설명해 주었다. 컴퓨터 모

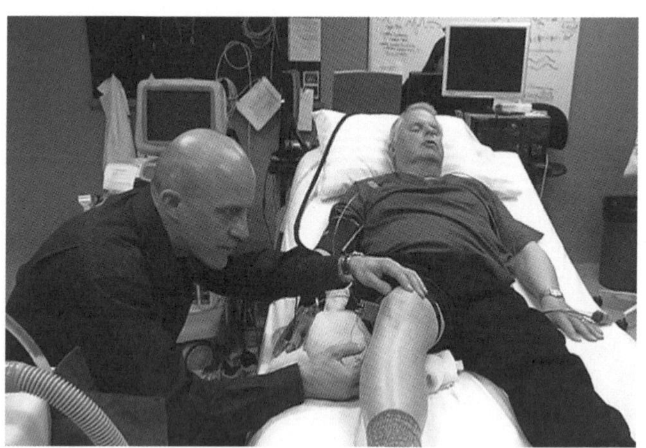

▲자율신경을 측정하기 위한 침을 찌르는 슈메이커 교수.

니터에 아까 연구실에서 본 자율신경 파형이 나타났다. 우선 건강한 사람과 심장병인 사람의 파형을 비교했다. 그러자 심장병인 사람의 파형은 삐쭉 솟은 산 부분이 높고 더 자주 나타났다.

"심장병인 사람은 건강한 사람보다 20퍼센트, 자율신경이 흥분한 상태입니다."

이 말은 심장병인 사람이 더 많은 스트레스를 받는다는 사실을 뜻한다.

이어서 심장병에 걸린 적이 있는 그 사람들이 6개월 동안 운동 프로그램을 실시한 뒤에 조사한 파형이 모니터에 나타났다. 거기에는 큰 변화가 있었다. 자율신경의 흥분 정도를 나타내는 파형의 산이 낮아졌다. 흥분이 가라앉았거나 정상적인 값을 되찾았다는 뜻이다.

"운동은 자율신경이 흥분하는 걸 막아 줍니다. 스트레스 반응이 폭주하는 걸 억제하여 심장, 뇌, 간, 장 등의 장기를 지키기도 합니다. 게다가 이런 운동 트레이닝으로 마이너스 효과가 나타난 사례는 전혀 없죠. 자율신경의 흥분을 억제하는 효과는 고령자나 병을 앓고 있는 사람일수록 높다고 할 수 있습니다."

슈메이커 교수는 이렇게 단언했다.

자율신경의 활동

심장병 환자

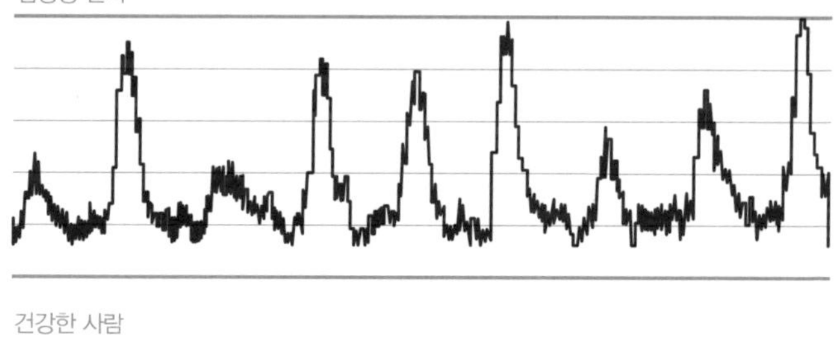

건강한 사람

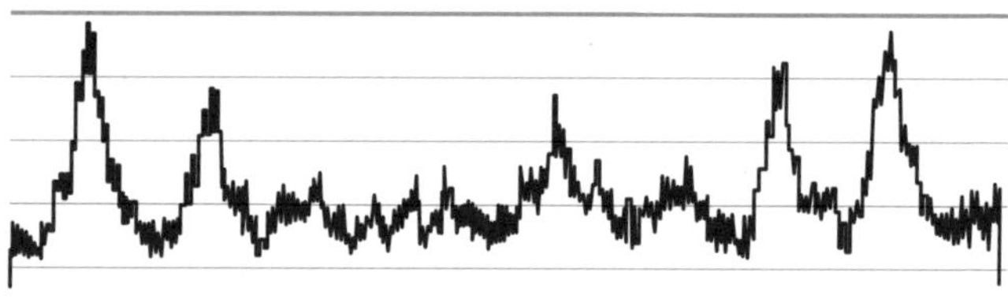

자율신경의 흥분

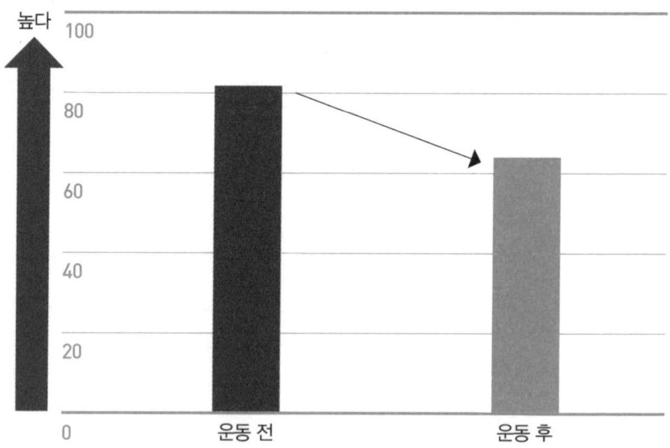

연구에 참가한 실험 대상자들도 다들 "컨디션이 좋다", "좋은 상태다"라며 얼굴 가득 웃음을 지으며 대답했다. 운동을 하면 계속 변화가 일어나 자율신경의 작용이 정상화되는 것일까?

운동이 뇌 구조를 바꾼다

조사를 계속하자 새로운 사실들이 밝혀졌다. 운동은 단순한 기분 전환이 아니라 자율신경의 흥분을 억제하고 '뇌 구조를 바꾼다'는 것이다. 운동에 의해 스트레스 반응의 근원인 뇌가 변화하여 스트레스를 해소한다고 한다.

이 연구 결과를 찾아 우리는 미국 미시간주 디트로이트로 달려갔다. 캐나다의 런던에서 차로 약 세 시간 걸리는 거리였다. 목적지는 웨인주립대학교 의과대학이었다.

캠퍼스 안에 큰 병원이 있고 구급차가 급히 달려 들어가는 모습이 보였다. 병원 옆에 있는 높은 빌딩이 약속된 장소였다.

1층 안내 창구에 이야기했더니 조금 있다가 단단한 체격의 남성이 날렵하게 우리 쪽으로 달려오는 모습이 보였다. 패트릭 뮬러(Patrick J. Mueller) 부교수다.

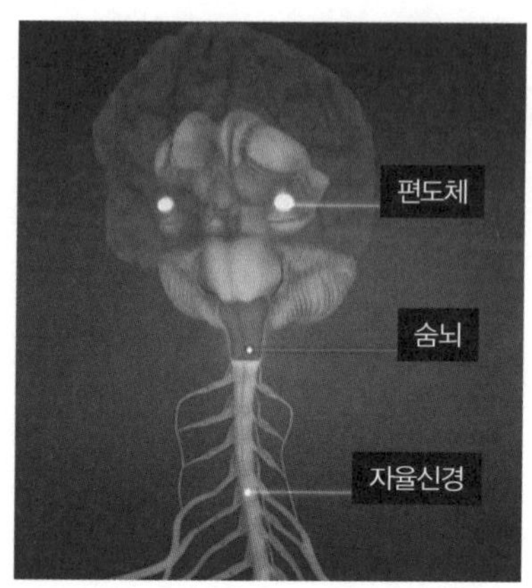

▲숨뇌는 편도체에서 나오는 정보를 자율신경에 전달하는 중요한 역할을 담당한다.

퓰러 부교수는 뇌에 미치는 영향을 조사하고 있다. 연구실에는 여러 대의 현미경과 여러 가지 연구 장비가 빽빽하게 놓여 있었다. 연구원들이 쥐의 뇌 단면을 현미경으로 관찰하는 중이라고 설명해 주었다.

연구원들은 쥐를 운동하는 그룹과 하지 않는 그룹으로 나누어 11주 뒤 뇌의 변화를 자세하게 조사했더니 뇌의 '숨뇌(연수)'라고 불리는 부분에 변화가 나타났다고 한다. 숨뇌는 뇌의 제일 아래 부분인데 척수로 이어진다. 프로레슬러 안토니오 이노키가 쓴 유명한 기술인 '숨뇌 베기(뒤통수를 발로 차는 기술)'를 아시는 분이라면 어디쯤인지 짐작이 가지 않을까?

숨뇌는 공포나 불안을 느끼는 편도체에서 척수로 연결되는 경로 중 척수에 가장 가까운 위치에 있다. 편도체의 정보를 자율신경에 전달하는 중요한 역할을 담당하며 동시에 자율신경 자체를 제어하기도 한다.

뮬러 부교수는 컴퓨터 화면으로 11주에 걸친 실험 결과 쥐의 숨뇌에 어떠한 변화가 일어났는지 보여 주었다. 아래 그림은 두 마리 쥐의 숨뇌에서 촬영한 신경세포의 모습이다. 신경세포에서 다리처럼 생긴 돌기 여러 개가 튀어나와 있는데, 운동한 쥐와 운동하지 않은 쥐를 비교하면 운동한 쥐의 신경세포 돌기는 거의 반쯤 줄어든 상태다.

"돌기가 많으면 숨뇌의 신경세포가 편도체로부터 받아들이는 정보가 늘어납니다. 그처럼 지나치게 많은 정보가 자

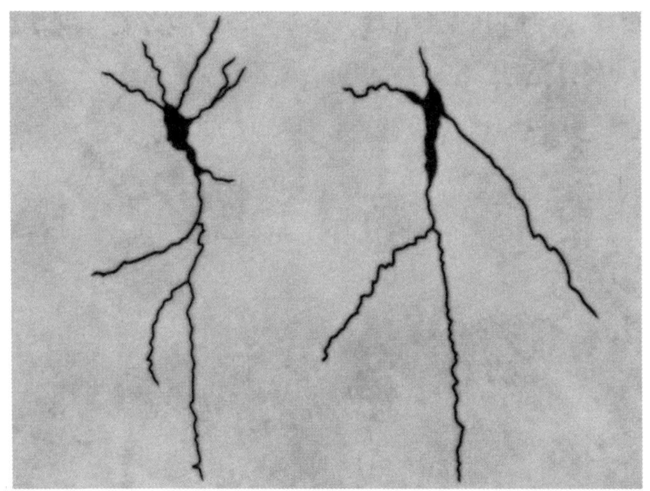

▲운동한 쥐의 숨뇌(오른쪽) 신경세포는 돌기가 줄어든다. (웨인주립대학교 제공)

신경세포 돌기의 수

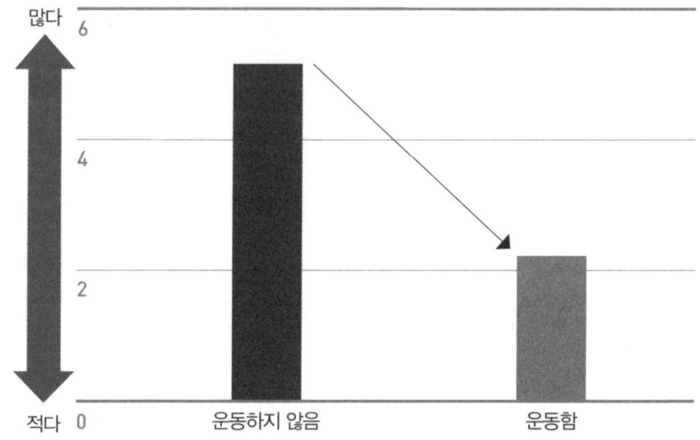

율신경으로 전달되어 흥분시키죠. 하지만 운동을 통해 신경세포 돌기가 줄어들면 받아들이는 정보가 줄어 숨뇌로부터 적절한 양의 정보가 전달되기 때문에 자율신경이 흥분하지 않게 되는 겁니다."

뮬러 부교수는 신경세포 돌기 수가 줄어들면 스트레스 반응 폭주를 방지할 수 있다고 생각한다. 또한 숨뇌에는 혈압을 억제하는 중추가 있는 것으로 보이며 돌기 수가 줄어들면 혈압을 정상으로 조절할 수 있게 된다고 추측하고 있다.

뮬러 부교수는 힘주어 말한다.

"중요한 점은 운동에 의해 신경세포가 변화하는, 즉 '뇌

(신경세포) 자체'가 변화한다는 걸 알게 되었다는 사실입니다. 변화를 지속하기 위해서는 정기적으로 운동하는 것이 중요하죠. 운동하지 않으면 바로 원래 상태로 돌아가고 맙니다. 운동하지 않는 분들은 지금부터라도 꼭 운동을 시작해 주세요. 반드시 효과가 있을 겁니다."

뮬러 부교수는 컴퓨터가 놓인 책상 앞에 선 채 설명해 주었다. 의자는 없고 컴퓨터는 가슴까지 오는 높은 책상 위에 놓여 있었다. 늘 서서 일을 한단다. 조금이라도 운동하기 위해서 '일하면서 운동'을 실천하고 있는 것이다.

"운동에는 다른 효과도 더 있을 겁니다. 운동이 얼마나 유익한 효과를 가져다주는지 모두 밝혀낼 작정입니다."

뮬러 부교수는 이렇게 결의를 밝혔다.

운동을 하면 뇌가 변화한다는 사실은 뮬러 부교수의 연구가 아니더라도 계속 밝혀지고 있다. 우리는 지금까지 인지증 예방이나 대책에 대해 끈질기게 취재해 왔는데 걷기 같은 가벼운 운동만 하더라도 뇌의 기억을 관장하는 해마가 커진다는 사실을 알게 되었다. 설사 나이가 많은 분이라고 하더라도 운동만 하면 뇌가 변화한다.

그럼 궁금해지는 문제는 도대체 운동을 얼마나 해야 하느냐이다. 웨스턴온타리오대학교에서는 숨이 약간 가쁠 정도의 속도, 즉 몸에 약간 부담이 느껴질 정도의 속도로 걷는 유산소운동이 메뉴의 기본으로 되어 있었다. 이것을 일주일에 세 차례, 30분씩 한다. 이 정도라면 체육관이나 스포츠센터 같은 체육 시설에 다니지 않더라도 누구나 할 수 있다.

이 '빠르게 걷기'는 스트레스 이외의 연구에서도 건강에 도움이 되는 여러 가지 효과가 인정된다. 통근이나 통학, 쇼핑 같은 일상생활 속에 이 빠르게 걷기를 꼭 하시기 바란다.

발작을 일으킨 환자의 심장 재활

운동을 통해 자율신경의 상태를 개선하는 방법은 실제 치료에도 쓰이고 있다. 그 모습을 취재하기 위해 다시 국립 순환기병 연구센터를 방문하기로 했다.

병실 침대에 누운 남성이 있었다. 급성 심근경색 때문에 긴급 이송된 히가시지마 류(東島隆 가명, 64세) 씨다. 아직 쌀쌀한 3월 하순 깊은 밤, 갑자기 가슴에 통증이 왔다. 달려온 구급차 안에서 심폐 정지 상태가 되어 위험한 상태에 빠졌는데 다행히 구명 조치 덕분에 목숨을 건졌다.

히가시지마 씨는 그때를 이렇게 돌아본다.

"구급차 안에서 심실세동을 일으켜 의식을 잃었죠. 구급 대원들이 자동제세동기(AED)로 조치를 해 눈을 떴을 때 누가 가슴을 누른다는 걸 느꼈죠. 아, 심장 마사지를 하고 있구나 하는 생각이 들었습니다."

입원한 지 엿새째 되는 날에 상태가 안정되어 사회 복귀를 위한 치료를 시작하게 되었다. 휠체어를 타고 찾아간 곳은 재활 훈련실이었다. 먼저 몸에 센서를 붙이고 워킹머신에 올라가 걷기 시작했다. 물론 의사가 심장 상태를 체크하면서 위험이 없는 상태에서 운동한다.

이 걷기 치료는,

심장 재활—

이라고 불린다.

예전 같으면 심장 발작을 일으킨 사람이 운동을 한다는 것은 당치도 않은 일이었다. 절대 안정을 가장 좋은 치료로 여겼다. 그러나 여러 가지 연구가 진행되어 최근에는 오히려 몸을 움직이는 편이 치료 효과를 기대할 수 있다고 한다.

그 가운데 하나가 미국 메이요클리닉에서 한 연구다. 심근경색이나 협심증인 사람을 10년 동안 추적 조사해 심장 재

심장 재활의 효과

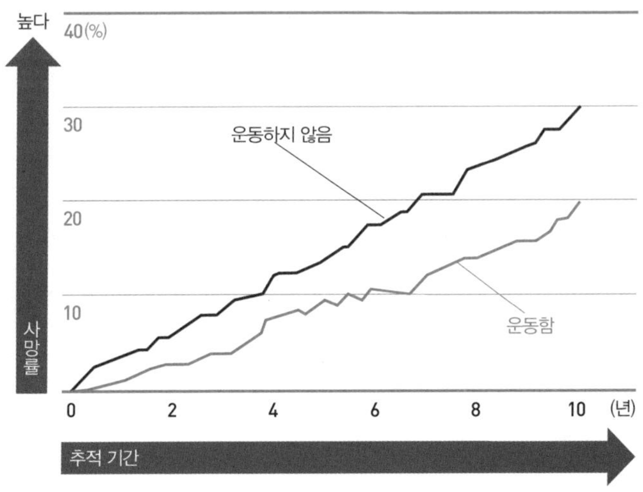

활을 한 사람과 하지 않은 사람을 비교해 보니 한 사람의 사망률이 50퍼센트 가까이 낮았다고 한다. 물론 운동이 자율신경에 미치는 영향 덕분만이 아니라 환자를 둘러싼 여러 가지 플러스 요인이 복합되어 얻어진 결과이리라.

심장 재활을 시작한 히가시지마 씨는 처음에는 조심조심 걷는 느낌이었지만 이윽고 힘차게 걷는 걸음으로 바뀌었다. 그 모습을 지켜보던 심혈관재활과 나카오 가즈히로(中尾一泰) 의사는 이 운동이 가져다주는 효과가 아주 많다고 한다.

"큰 병을 겪으면 우울한 상태에 빠지거나 정신적으로도

침울해지죠. 그렇지만 몸을 부지런히 움직이면 기분이 나아져 사회생활에 복귀하기 쉬워집니다. 심장 재활에는 이런 멘탈 측면의 효과도 있다는 사실이 밝혀졌고 여러 면에서 이로운 점이 있습니다."

운동은 심장병 재발을 예방하는 심장 재활이라는 '치료'가 되며 그 효과도 과학적으로 검증되었다. '그저 걷기만 할 뿐인데'라고 생각할지 모르지만 운동에는 우리가 상상하는 것 이상으로 몸을 회복시키고 지켜 주는 힘이 있는 것이다.

히가시지마 씨는 워킹머신에서 내려오더니 실내 산책 코스를 제대로 된 걸음걸이로 걷기 시작했다.

몸과 마음을 지키기 위해 생선을 먹자

다음에 소개할 스트레스 대책은 '식사'다. 운동과 마찬가지로 식생활 개선이 중요하다는 정도는 누구나 상상할 수 있으리라. 하지만 최신 연구는 조금 더 구체적으로 어떤 이유에서 식사 내용이 스트레스로부터 몸과 마음을 지켜 주는 효과를 내게 되는가에 대해 가르쳐 준다.

스트레스 연구 전문가로 유명한 구누기 히로시 부장이 다시 등장해야 한다. 제2장에서 우울병 환자의 뇌 영상 등을 보며 스트레스가 쌓이면 해마가 적어져 마음의 병으로 이어질 가능성이 있다고 지적했던 연구자다.

구누기 부장은 오랜 연구를 통해 우울병이란 '만성 스트레스성 정신 질환'이라고 생각하게 되었다고 한다. 그래서 스트레스와 마음의 병에 대처하기 위해서는 하루하루의 생활 습관을 되돌아보는 게 중요하다고 주장한다. 스트레스 대처에 효과가 있는 것들을 일상생활 속에서 습관으로 만드는 것이 기본 대책이라는 이야기다. 앞에서 이야기한 '운동'이 그 가운데 하나다. 물론 양질의 '수면'을 확보하는 일도 중요하다. 그리고 '식사' 또한 중요한 대책이라고 한다.

그러면 스트레스와 마음의 병에 효과가 있는 먹을거리에는 어떤 것이 있을까?

핀란드의 대규모 조사나 네덜란드의 연구 등 많은 연구 데이터로 미루어 보아 정신 질환 예방이나 치료에 분명히 효과가 있다고 확인된 것은 'n-3계 불포화지방산'이다. 그 대표가 생선에 많이 있는 EPA(에이코사펜타엔산)이나 DHA(도코사헥사엔산)이라고 불리는 물질이다.

EPA와 DHA는 예전에 '머리가 좋아진다'고 해서 화제가 된 적이 있는 물질인데 혈액이 막히지 않고 흐르게 해 주며 동맥경화를 막아 주기도 하고 혈액 안의 중성지방을 떨어뜨려 당뇨병을 막기도 하는 등 생활 습관병의 예방 효과가 있다는 것은 이미 밝혀졌다. 그런데 그게 마음의 병이나 스트레스 대책에도 효과가 있다는 걸 알게 되었다. 구누기 부장은 그 이유로 뇌에 미치는 영향을 꼽는다.

"스트레스가 쌓이면 뇌의 해마가 손상됩니다. 그런데 DHA는 뇌의 신경세포막을 구성하는 중요한 성분이면서 동시에 해마 같은 곳에서 신경세포에 영양을 공급하는 활동을 활발하게 만들어 준다는 사실을 알게 되었죠."

정확한 메커니즘은 아직 연구 중이다. 하지만 뇌에 좋은 영향을 미칠 가능성이 매우 높다. 생선을 먹기만 해도 스트레스 대처 효과를 기대할 수 있는 영양소를 섭취할 수 있는 것이다.

실천해야 할 식생활 8개 조항

생선 말고도 스트레스 대처에 효과가 기대되는 먹을거리나 마실 것이 계속 밝혀지고 있다. 엽산과 비타민 B12다. 엽산은 시금치나 풋콩, 간에 많으며 비타민 B12는 고기나 생선에 많다. 또 유산균이나 비피더스균 같은 착한 균은 장을 깨끗하게 하고 기분이 좋아지게 해주는 작용을 하는 것으로 보고되었다. 나아가 녹차에도 기분 개선 작용이 있다고 한다. 녹차를 자주 마시는 사람은 마시지 않는 사람에 비해 우울증이 적다는 연구 결과가 있다.

이처럼 최신 과학은 스트레스나 마음의 병에 대처하기 위한 식생활에 관한 데이터가 상당히 축적되어 있다. 구누기 부장은 그런 연구를 '정신영양학'이라고 부르며 우울병 치료 등 임상 현장에도 도입하기 시작했다. 특별히 구누기 부장이 임상 연구를 통해 권장하고 있는 식생활 어드바이스 '8개 조항'을 공개해 달라고 부탁했다.

〈스트레스에 대처하는 식생활 8개 조항〉

1. 식사를 규칙적으로 천천히 한다
2. 충분한 수분 섭취, 특히 녹차
3. 생선은 일주일에 3회쯤
4. 호두, 아보카도, 올리브기름이 좋다
5. 현미 등 배아와 껍질을 도정하지 않은 곡물 섭취
6. 싱싱한 채소와 간으로 엽산을 섭취
7. 유산균, 비피더스균으로 장을 튼튼하게

8. 설탕, 염분, 알코올은 삼가도록

여기에 몇 가지 보충해 둔다.

규칙적인 식사를 해야 한다는 이야기는 덧붙일 필요도 없지만 특히 아침을 맛있게 먹는 게 중요하다고 한다. 또 수분 공급은 주스가 아니라 될 수 있으면 녹차나 미네랄워터를 선택해야 한다. 현미에서 비타민이나 미네랄, 식이섬유를 충분히 얻을 수 있다. 설탕이나 염분, 알코올을 삼가는 등 영양 균형이 잡힌 식사가 스트레스 대책의 기본이다.

생활 습관을 돌아본다

스트레스에 맞서기 위해서는 운동, 수면, 식사라는 생활 습관의 개선이 매우 중요하다고 이야기했다. 그래서 이러한 것들이 중요하다는 사실은 아실 테지만 좀 가슴에 손을 대고 요 며칠 생활을 되돌아보시기 바란다.

- 아침에 균형 잡힌 식사를 여유있게 즐겼는가?
- 출퇴근하는 길에 역이나 정류장 하나 거리를 걸어서 운

동할 여유는 있었나?
- 푹 자서 어제의 피로를 풀 수 있었는가?

실제로 얼마나 가능했는지? 일에 쫓겨 늦은 밤에 컵라면으로 허기를 달래는 사람, 퇴근해 집에 돌아와 졸린 눈을 비비면서 셔츠를 다리는 사람. 이렇게 일하는 이들의 모습이 바로 눈앞에 떠오른다. 이런 소리를 하는 나도 오전 5시인 지금 이 책을 쓰고 있다. 컴퓨터에서 나오는 창백한 불빛과 아침 햇살을 구분할 수 없는 시간까지…….

다시 강조하고 싶은 점은 스트레스에 대한 기초 대책으로 가장 중요한 것은 생활 습관을 되돌아보는 일이다. 개선할 수 있는 부분부터 조금씩 식사나 운동, 수면 습관을 고쳐 간다. 그러면 스트레스 대책에서 큰 효과를 기대할 수 있다.

한편 직장이나 가정 등 스스로 조절할 수 없는 요소가 있는 한 생활 습관을 자기 페이스에 맞게 만들고 바꾸는 일은 쉽지 않다. 현실적으로는 생활 습관을 개선하기 위한 연구뿐만 아니라 다른 스트레스 대책도 실천에 옮겨야 할 필요가 있다.

이런 사실을 깨달은 계기는 '최고의 스트레스가 있는 일터'에서 일하는 사람들을 취재할 수 있었기 때문이다. 그곳에서는 일과 생활 대부분을 자기가 조절할 수 없을 뿐만 아니라 그곳에 머문다는 사실만으로도 늘 생명이 위험한 상태인, 이른바 스트레스에 포위된 장소다.

그곳은 바로,

'우주'다—

다음 장에서는 '최고의 스트레스'를 우주비행사들이 어떻게 대처하는지 살펴보고 거기서 우리 생활에도 효과적으로 활용할 수 있는 스트레스 대책법을 찾아보기로 한다.

[제 5장 : 스트레스 극복 대책 ❷]

스트레스를 관찰하고 대처하는 코핑

일단 스트레스가 쌓였을 때
어떻게 기분 전환을 하면 좋아질지
그 방법을 미리 목록을 적어 둔다.
예를 들면 '음악을 듣는다', '책을 읽는다', '커피를 마신다',
'쇼핑한다' 라는 식으로. '아니, 이 정도로 괜찮은가?'
이런 생각이 들지도 모른다.
하지만 이런 사소한 일에 얽매이지 말아야 한다.
중요한 점은 목록 하나하나의 내용보다 될 수 있으면
더 많은 항목을 적는 것이다.
목록이 만들어지면 실생활에서
이런저런 스트레스가 쌓였을 때 그 스트레스에 알맞게
'비장의 기분 전환' 을 골라 실행에 옮긴다.

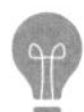

스트레스가 넘쳐나는 우주에서의 미션

사람의 발길이 닿지 않은 미지의 세계가 펼쳐지는 우주. 우주비행사는 공기도 중력도 없는, 지구와는 전혀 다른 공간에서 생활한다. 거기서는 순간의 실수가 생명을 좌우하는 사고로 이어진다. 엄청난 시간과 예산을 들인 미션이라 실수는 허용되지 않는다. 상상을 초월하는 힘든 나날들, 그래서 우주는 '최강의 스트레스 직장'이라고 불린다.

국제우주정거장에 앞서 1980년대에 장기 체류 실험을 시작한 구소련, 러시아의 기지 '미르'에서는 우주비행사들이 받는 스트레스가 표면화되었다. 우주비행사들끼리 또는 지상 관제관과 갈등을 빚기 일쑤였다. 그리고 1997년에는 거듭되는 고장으로 선장이 스트레스를 받아 부정맥을 호소하는 사건도 일어났다. 그야말로 '킬러 스트레스'다.

상황은 예측할 수 없는 지경으로 빠져 들어갔다. 일본에서도 매일 선장의 건강 상태를 보도하기까지 했다. 결국 지구 귀환을 12일이나 앞당기지 않을 수 없게 되었다. 이 씁쓸한 경험은 국제우주정거장에 참가하는 국가들이 진지하게 스트레스 연구에 착수하는 중요한 계기가 되었다.

우주에서 받는 '최고의 스트레스'와 그 대책법을 실제 체험한 사람한테 꼭 듣고 싶었다. 그래서 우리 취재팀은 일본 우주항공연구개발기구(JAXA)에 취재 협조를 부탁했다. 그러자 다행스럽게도 우주비행사 후루카와 사토시(古川聡) 씨를 만나게 되었다.

2011년 후루카와 씨는 우주에서 5개월 반에 이르는 장기 체류를 경험했다. 의사이기도 한 후루카와 씨는 이 경험을 살려 우주정거장에서 다양한 과학 실험을 실시했다. 지구로 돌아온 뒤 극한 상황에서 겪은 자기 체험을 실생활에서 활용하려고 스트레스 연구를 하고 있다. '킬러 스트레스'에 맞설 대책을 찾는 이번 취재에서 가장 적합한 일본인 우주비행사였다.

JAXA 회의실. 우주비행사를 만난다고 하는 다시없는 기회에 우리는 흥분했다. 우주비행사들의 하루는 눈코 뜰 새 없이 바빠서 허용된 취재 시간은 30분. 후루카와 씨가 나타났을 때 바로 그 부드럽게 활짝 웃는 얼굴에 빨려 들어갔다.

우주비행사는 지구와 전혀 달라 공기도 중력도 없는 우주 공간에서 능력을 발휘할 수 있도록 혹독한 훈련을 받는다. 까다로운 미션을 처리할 수 있도록 몸과 마음을 단련한다. 그런 훈련을 통해 강인한 스트레스 인내력을 몸에 익힌 후루카와 씨의 얼굴에서는 부드러우면서도 흔들리지 않는 강한 멘탈이 웃는 표정 뒤에 탄탄하게 뿌리를 내리고 있다는 느낌이 물씬 풍겼다. '킬러 스트레스'에 맞서려고 할 때 어떤 모습을 목표로 삼으면 되는지, 갑자기 그 모범 답안을 본 느낌이었다.

후루카와 씨가 이야기하는 우주에서 받는 스트레스 체험은 역시 상상을 넘어서는 것이었다. 우선 지구에서는 당연한 일상생활이 우주에서는 허용되지 않는다. 예를 들어 물이 귀하기 때문에 이를 닦은 뒤에도 입을 헹구지 못해 치약을 그냥 삼킨다고 한다. 당연히 욕실도 없어 수건으로 몸을 닦아 때를 민다.

게다가 우주정거장에서는 개인실 밖에서 하는 행동을 늘 지구에서 모니터한다. 물론 기분 전환을 위해 정거장 밖 우주 공간으로 산책을 나갈 수도 없다. 그리고 문화와 습관이 다른 세계 각국에서 모인 우주비행사들과 좁은 폐쇄 공간에서 공동생활을 해야 한다. 스물네 시간 모든 생활에 스트레스가 흘러넘친다고 해도 지나친 표현이 아니다.

그런 우주에서 지낼 때 후루카와 씨 일행의 생명을 위협하는 엄청난 사건이 일어났다. 고장 난 인공위성 같은 우주 쓰레기 파편이 무시무시한 속도로 접근해 우주정거장에 충돌할지도 모를 상황이 일어난 것이다. 후루카와 씨를 비롯한 일행이 만약을 위해 옮겨 탄 긴급 탈출용 우주선에서 몇 백 미터밖에 떨어지지 않은 곳을 그 파편이 지나갔다. 그 궤도가 조금만 어긋났다면 후루카와 씨 일행은 목숨을 잃었으리라. 이처럼 우주비행사들은 늘 목숨을 잃을지도 모른다는 스트레스를 안고 생활한다.

스트레스 연구에 몰두하는 우주비행사 후루카와 사토시

혹독한 훈련을 극복한 우주비행사들은 예상하지 못한 위험한 상황에도 냉정하게 대처할 수 있다. 어떤 의미에서는 이 세상에서 스트레스에 가장 강한 사람들이 모인 집단이다. 그런 우주비행사들도 알게 모르게 스트레스가 축적되며, 그 스트레스의 영향에서 벗어나기 힘들다며 후루카와 씨는 이런 교훈을 이야기해 주었다. 그건 우주 체류 기간 가운데 거의 중간쯤, 몸도 익숙해지고 작업도 순조롭게 처리할 수 있게 되었을 때였다고 한다.

"우리는 정기적으로 주의력과 반응력, 정확성을 점검하는 컴퓨터 테스트를 받죠. 비행 전부터 우주로 나간 직후까지 거의 같은 상태가 이어졌는데 그때만 정확성이 떨어지거나 반응이 좀 늦어졌죠. 저는 문제가 없을 거라고 생각했기 때문에 깜짝 놀랐습니다. 내 상태를 파악하는 일이 매우 중요하다는 걸 인식했죠."

우주에 도전할 수 있는 수준 높은 체력과 지성을 갖추고 혹독한 훈련을 견뎌 내 강인한 스트레스 내성을 지닌 우주비행사. 그렇지만 그들도 결코 스트레스를 벗어날 수 없다. 후루카와 씨는 우주에서 겪은 경험을 통해 스트레스에 맞서기 위해 우선 자기가 어떤 스트레스 상황에 처해 있는지, 그리고 그 영향을 얼마나 받고 있는지 될 수 있으면 객관적으로 파악하는 게 중요하다는 사실을 우리에게 가르쳐 주었다.

후루카와 씨는 현재 우주에서 겪었던 스트레스 체험을 일반 사회에서 활용하기 위해 우주정거장을 본뜬 JAXA의 폐쇄 환경 설비에서 연구하고 있다. 일반 공모를 통해 모집한 남성들에게 공동생활을 하도록 해 사람의 몸이 스트레스에 어떻게 반응하는지, 어떤 스트레스 대책이 효과적인지 상세하게 검증한다. 아직 연구 단계지만 어떤 성과를 거둘지 큰 기대를 모으고 있다.

후루카와 씨가 하는 이야기를 들으며 우리는 우주비행사들의 스트레스 대책에 새삼 관심이 쏠리는 걸 느꼈다. 목숨이 달린 심각한 스트레스를 극복하면서 어떤 대책이 생겨난 것일까?

스트레스에 맞서는 코핑의 최전선

우선 실제 우주정거장의 모습을 살펴봐야겠다. 이렇게 생각한 우리가 입수한 우주비행사들의 기록 영상은 상당히 흥미로웠다.

우주정거장에 떠다니던 것은 축구공이었다. 둥실둥실 우주비행사가 떠다니는 우주정거장 안의 무중력 공간을 가르듯 축구공이 휙 지나간다. 웃는 얼굴로 공을 뒤쫓는 비행사들. 다른 장면에서는 기타를 치거나 춤을 추기도 한다. 그냥 노는 모습이 아니다. 이런 활동 속에 스트레스 대책의 비결

이 숨겨져 있다.

후루카와 씨로부터 JAXA에서 스트레스를 연구하는 전문가를 소개받았다. 오랫동안 우주비행사의 건강 문제를 지원하는 '우주 항공 의사'로 활약해 온 총괄 의사 오가타 가쓰히코(緒方克彦) 씨였다.

오가타 씨는 스트레스 대책 전문가로서 '코핑'이라는 방법을 연구하고 있다. 코핑이란 말은 영어인 cope(대처하다)에서 온 말이다. 수많은 연구를 통해 실적이 증명된 스트레스 대처법이다. 대표적인 방법을 소개하겠다.

일단 스트레스가 쌓였을 때 어떻게 기분 전환을 하면 좋아

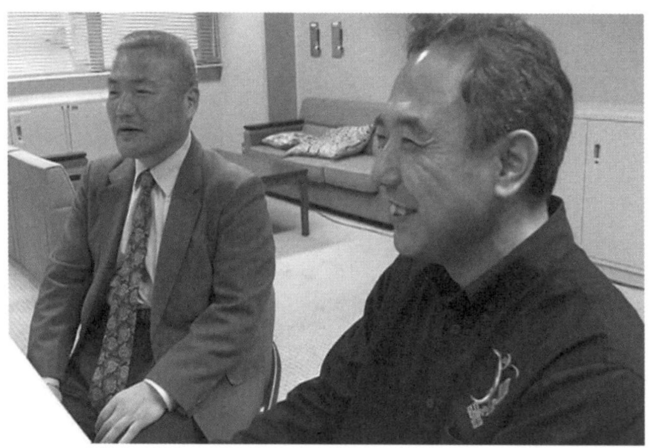

▲취재에 응하는 오가타 가쓰히코 씨(왼쪽)와 후루카와 사토시 씨(오른쪽).

질지 그 방법을 미리 목록을 적어 둔다. 예를 들면 '음악을 듣는다', '책을 읽는다', '커피를 마신다', '쇼핑한다'라는 식으로.

'아니, 이 정도로 괜찮은가?'

이런 생각이 들지도 모른다. 하지만 이런 사소한 일에 얽매이지 말아야 한다. 중요한 점은 목록 하나하나의 내용보다 될 수 있으면 더 많은 항목을 적는 것이다.

목록이 만들어지면 실생활에서 이런저런 스트레스가 쌓였을 때 그 스트레스에 알맞게 '비장의 기분 전환'을 골라 실행에 옮긴다.

예를 들면 직장 상사한테 심하게 질책당하는 무거운 스트레스를 받았을 때는 목록에서 적당한 기분 전환 방법을 고른다. 방 벽에 아이가 낙서했을 때나 길을 걷다가 지나가던 차 때문에 흙탕물이 튀었을 때처럼 혀를 끌끌 차고 싶어질 정도의 스트레스라도 '사소한 기분 전환'을 골라 제대로 대처한다. 중요한 점은 스트레스 내용이나 수준을 냉정하게 판단해 거기에 적합한 기분 전환을 한다는 것이다.

그 결과 실제로 스트레스가 줄었는지 어떤지 스스로 판단한다. 아직 스트레스가 남아 있다고 느끼면 같은 방법으로 기분 전환을 계속하거나 다른 기분 전환 방법으로 바꾸기도 한다. 이처럼 스트레스를 스스로 '관찰'하고 '대처'하는 과정을 의식적으로 철저하게 반복하는 이 방법이 대표적인 코핑이다.

우주비행사와 함께 우주개발 사업 최전선에서 스트레스 대책을 연구해 온 오가타 씨는 이렇게 설명한다.

"코핑에서 중요한 점은 어느 정도 그 방법이 준비되어 있어야 한다는 거죠. 그래서 실제로 스트레스가 왔을 때 그 방법 가운데 적합한 대책을 고르거나 또는 여러 대책을 잘 섞어 스트레스 해소에 이용하는 겁니다."

성취감을 가져다주는 코핑

그런데 우주비행사는 우주정거장에 개인 물건을 가지고 갈 수 있다고 한다. 소유즈 우주선으로 비행할 때는 1.5킬로그램까지 허용된다. 스페이스셔틀로 비행했던 시절에는 5킬로그램까지 들고 탈 수 있었다고 한다.

상상해 보시라. 만약 독자 여러분이 우주나 무인도처럼 현재 생활과는 완전히 단절된 곳에 가게 되었다면 1.5킬로그램이라는 한정된 무게로 무엇을 가지고 갈 것인지. 마음에 드는 영화 DVD, 가족 앨범……. 아마 지금 퍼뜩 머릿속에 떠오른 것이 당신의 스트레스 대책에 크게 효과를 발휘할 게 틀림없다.

우주정거장 영상을 보니 우주비행사들은 기타를 가지고 가서 노래하거나 축구를 즐기기도 하면서 저마다 기분 전환을 했다. 5개월 반이라는 긴 시간에 걸쳐 우주에 체류한 후루카와 씨의 경우 인터넷을 이용한 가족과의 통신이 의지가 되었다. 그리고 무엇보다 전망실에서 바라보는 푸르고 아름다운 지구가 마음을 달래 주었다고 한다.

게다가 어려서부터 야구를 좋아했던 후루카와 씨는 무중력 상태에서만 할 수 있는 1인 야구에도 도전하고 있었다. 공을 던지고 둥실둥실 떠서 공을 뒤쫓는다. 그 공을 추월해 스스로 그 공을 방망이로 때린다. 그리고 다음에는 때린 공을 따라가 나이스 캐치! 멋지다. 혼자 하는 야구에 성공했다.

쉽게 보이는 이 홀로 하는 야구는 의외로 어렵다고 한다. 예를 들면 지상에서는 중력을 무의식적으로 계산해 공을 위로 던진다. 무중력 상태인 우주에서는 지구에서 할 때와 같은 감각으로 던지면 공은 위로 높이 날아가고 만다. 그걸 조정해서 앞으로 똑바로 밀어내듯 공을 던져야 한다. 후루카와 씨는 매주 휴일에 연습을 거듭해 겨우 혼자 하는 야구를 할 수 있게 되었다. 이 성취감은 그야말로 코핑이 되었다고 한다.

'최강의 스트레스 직장'이라고 불리는 우주. 그곳에서 생활하며 어려운 미션에 몰두하는 우주비행사들의 스트레스 대책에는 우리 실생활에 활용할 수 있는 중요한 힌트가 있다. 노래하거나 운동을 즐기거나 더할 나위 없이 아름다운 경치를 바라보기도 하고……. 미리 기분 전환이 될 만한 일들을 준비해 두고 의식적으로 실행에 옮겨 큰 효과를 거두고 있었다.

코핑과 '인지행동요법'

스스로 스트레스를 관찰해 그에 알맞은 대책을 실행한다는 코핑. 얼핏 쉽게 보일지도 모른다. 하지만 그 배경에는 탄탄한 이론과 실천이 축적되어 있다. 그것은 우울병 재발 예방이나 공황장애 등에 뛰어난 치료 효과가 인정되어 임상심리학의 주류가 된 '인지행동요법'이다.

욕먹을 각오를 하고 인지행동요법을 아주 단순하게 설명하면, 그 사람이 지닌 스트레스 문제를 본인의 인지나 행동 패턴을 바꾸어 해결하는 치료법을 말한다.

예를 들면 이런 식이다. 조금 어질러진 방이라도 '일하는 곳은 완벽하게 정돈해야 한다'고 생각하는 사람에게는 '이 지저분한 방은 절대 받아들일 수 없다!'고 인지되어 스트레스의 근원이 된다. 이렇게 해서 일단 스트레스가 생기면 기분이 나빠진다. 청소하라고 호통을 치면 혈압이 올라가는 등 연쇄적인 신체 반응이 일어난다.

근원으로 거슬러 오르면 이 연쇄적인 스트레스 반응은 '완벽하게 정돈해야 한다'는 인지의 '버릇'에서 비롯된다. 이런 유형의 버릇이 있으면 어떤 일에 대해서나 '○○해야 한다'고 생각하게 되어 스트레스를 받기 쉬워진다. 이런 인지의 습관은 이 밖에도 '남은 믿을 수 없다', '어차피 나를 미워하겠지' 등등 헤아릴 수 없이 많다. 이런 '생각하는 습관' 때문에 기분이나 행동, 신체 반응이 줄줄이 이어져 결국은 부정적인 인지로 이어지는 악순환을 일으킨다. 그리고 기분은 계속해서 더 나빠진다.

이 악순환의 고리를 끊으려면 어떻게 해야 할까? 우선 나 자신을 객관적으로 관찰해 어떤 인지 습관이 있는지 스스로 파악하는 것이 문제 해결을 위한 열쇠가 된다. 이건 쉬운 문제가 아니다. 전문가의 도움을 얻어 자기 버릇을 파악해야 할 경우도 많다.

그리고 스트레스를 느꼈을 때 인지의 버릇 때문에 연쇄 반응이 일어나지 않도록 뭔가 대책을 강구해 스트레스에 지배당하는 상황을 미리 막는다. 이게 인지행동요법의 기본이다. 스트레스를 느끼는 자기 상태를 객관적으로 보고 자신에게 맞는 대책을 강구하는 코핑은 인지행동요법 그 자체다.

이처럼 자신의 '인지와 기분'에 주목하는 방법 말고도 '행동과 기분'의 관계에 주목해 스트레스를 줄여 가는 방법도 널리 쓰인다. 취재팀이 다음에 찾아간 곳은 그런 방법을 써서 스트레스 대책에 뛰어난 실적을 거두는 현장이었다.

우울병 예비 그룹을 조사하다

히로시마대학(広島大学) 정신신경의학과 오카모토 야스마사(岡本泰昌) 부교수는 이 '행동과 기분'의 관계에 착안해 우울병 예방 분야에서 세계적으로 앞서가는 연구에 몰두하고 있다. 취재를 하고 깜짝 놀란 점은 그 성과가 매년 입학하는

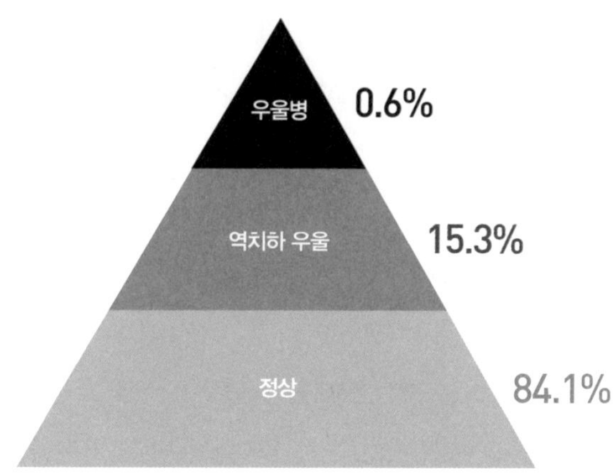

신입생의 건강관리에 큰 도움을 주고 있다는 사실이었다.

대학에는 매년 약 2500명에 이르는 학생이 입학한다. 보건관리센터의 오카모토 유리(岡本百合) 부교수를 비롯한 직원들은 신입생에게 식욕이나 수면 상태 등에 관한 설문 조사를 실시하는데 이 조사는 우울 상태를 조사하기 위해 전 세계적으로 널리 사용되는 질문 조사가 바탕이다. 힘든 입시 공부를 마친 뒤 쉴 틈도 없이 새로운 생활을 시작하는 신입생들이 정신적으로 어떤 상태인지 확인할 수 있는 조사다.

수집한 데이터는 오카모토 야스마사 부교수가 중심이 된 의료 담당 그룹이 점검한다. 이 데이터 가운데 그가 주목하는 심리 상태가 있다. '역치하(閾値下) 우울'이라고 불리며 최근 세계적으로 주목받고 있는 심리 상태다. 오카모토 부교수는 이렇게 말한다.

"역치하 우울은 우울과 정상의 중간 상태예요. 말하자면 우울병 예비 그룹입니다. 스트레스에 취약한 상태라고 할 수 있겠죠."

오카모토 부교수가 작성한 피라미드 모양을 한 그래프는 참으로 흥미로운 데이터를 보여 주었다. 2013년과 2014년 신입생을 대상으로 한 조사에서는 84.1퍼센트가 정상이고 0.6퍼센트가 우울병 상태에 있다고 확인되었다. 그리고 우울과 정상의 중간인 '역치하 우울'이 15.3퍼센트를 차지하고 있다는 사실을 알 수 있었다. 이렇게 많은 신입생이 스트레스 축적 등으로 마음의 상태를 악화시키고 있다는 사실이 조사를 통해 밝혀진 것이다.

스트레스를 스스로 파악할 필요성

이 건강 조사를 통해 역치하 우울 상태에 있는 사실이 밝혀진 학생 가운데 야요이(弥生 가명) 씨가 있다. 이 여학생은 고향을 떠나 히로시마대학에서 그토록 바라던 대학 생활을 막 시작한 상태였다. 취재팀의 질문에 하나하나 잘 생각해 대답해 주는 신중한 태도가 인상 깊었고 설명을 듣지 않았다면 우울병 예비 그룹에 속한 상태라고는 생각할 수 없었으리라.

"저는 아무 문제도 없다고 생각했는데, 조사 결과를 듣고 충격을 받았죠."

야요이 씨는 자기가 우울병 예비 그룹에 속한 상태라는 자각이 전혀 없었다.

취재해 보니 야요이 씨는 다른 사람들과 이야기하는 걸 쑥스러워한다는 사실을 알게 되었다. 고등학교 때까지만 해도 가족이나 담임선생님처럼 의지할 수 있는 존재가 있었다고 한다. 하지만 대학에 올라와서는 자기 혼자 행동해야 하는 일이 많아졌다. 문득 정신을 차리니 점점 방에서만 지내는 시간이 늘고 부정적인 사고에 젖어드는 자기 모습이 보였다. 취재 중에 그런 야요이 씨의 숨김없는 모습이 그대로 드러났다.

야요이 씨는 우울병에 걸릴지도 모르는 위험한 상황으로 조금씩 다가가고 있었던 셈이다. 그리고 그건 결코 그녀만의 문제가 아니었다.

스트레스가 얼마나 쌓였고, 그 결과 지금 어떠한 심리 상태인지 스스로 정확하게 파악할 수 있는가? 강인한 스트레스 내성을 몸에 익힌 우주비행사 후루카와 씨도 우주에 머물 때 자기도 모르는 사이에 정확성이나 반응 관련 테스트에서 좋지 않은 결과가 나온 적이 있었다. 우리도 일하느라 정신없을 때, 집안일과 육아에 눈코 뜰 새 없을 때 스스로 생각하는 것보다 훨씬 더 몸과 마음이 위험한 상태에 있을지도 모른다.

역치하 우울을 연구하는 오카모토 야스마사 부교수가 우울병 예비군의 정신적인 상태에 주목한 데에는 이유가 있다. 우울병이 나타난 뒤 정상인 상태를 되찾기 위한 의료에는 시간과 노력, 그리고 비용이 든다. 일단 발병하면 완전히 회복하기 어려운 경우도 있다.

그러나 확실하게 병이 될 만큼 증상이 악화되기 전, 즉 역치하 우울증 단계에서 치료에 들어가면 적은 시간과 노력으로 건강한 상태를 회복할 수 있기 때문이다.

오카모토 부교수를 비롯한 연구팀은 역치하 우울 상태인 사람으로 하여금 마음의 건강을 되찾게 하기 위해 의료에 기반을 둔 전문 프로그램을 개발하고 있다. 세계적으로 앞서가는 그 연구에 우리 취재팀은 큰 가능성을 느껴 자세한 내용을 취재하고 싶다고 부탁했다.

객관화로 스트레스 대책의 효과를 높인다

여기서 연구하고 있는 억치하 우울을 치료하기 위한 의료 대책의 큰 특징은 5주라는 짧은 기간에 건강한 상태로 회복하는 것을 목표로 삼는다는 점에 있다. 우울병으로 발전하기 전 상태에서 조기에 치료를 시작하기 때문에 가능한 프로그램이라고 할 수 있다.

또한 치료 기간이 짧기 때문에 실천하는 사람의 부담도 가볍고 그 효과를 실제로 느끼기도 쉽다. 이 프로그램을 시작한 학생 가운데 98퍼센트가 과정을 마지막까지 다 해냈다고 한다.

야요이 씨도 이 프로그램을 실천해 스트레스에 약한 상태에서 회복해 건강을 되찾았다. 실제로 취재한 그 모습을 소개한다.

야요이 씨를 지도하고 프로그램을 진행한 사람은 연구팀 다카가키 고키(高垣耕企) 씨다. 다카가키 씨와 야요이 씨는 일주일에 한 차례, 모두 다섯 번에 걸쳐 면담을 실시해 프로그램 내용의 작성과 회복 상태를 점검했다. 바탕이 된 것은 '인지행동요법'이라고 불리는 심리요법의 일종이다. 히로시마대학에서는 인지행동요법 가운데서도 특히 행동요법을 중심으로 '행동 활성화'라고 하는 프로그램을 짰다.

우선 기분을 끌어올리는 행동을 목록으로 만든다. 이것은 앞에 이야기한 '코핑'의 대표적인 방법과 같다. '책을 읽는다', '커피를 마신다', '쇼핑을 한다' 등등 자기 나름의 기분 전환 방법을 열거했다.

사실 이 단계에 프로그램의 중요한 포인트가 있다. 그 포인트란 목록에 적어 넣은 행동이 얼마나 기쁨이나 성취감을 주는지, 즉 기분 전환에 어느 정도 효과가 있는지를 10점 만점으로 채점하는 것이다. 어떤 행동이 어떤 성과로 연결될지 점수를 매겨 객관적으로 살펴보려는 것이다.

연구를 지휘하는 오카모토 야스마사 부교수는 그 목적을 이렇게 강조한다.

"요컨대 기분과 행동의 관계를 파악하는 거죠. 그 행동이 만약 괜찮다면 그걸 반복하여 습관으로 만들어 가는 게 중요해집니다."

고향을 떠나 주로 방 안에 틀어박혀 지내던 야요이 씨도 다카가키 씨의 도움말을 듣고 '쉬는 날에는 도서관에서 공부한다', '밤에 별을 본다', '헌책방을 뒤진다' 같은 기분이 좋아질 만한 행동을 적어 넣었다. 그리고 목록 안에서 외출하는 계기를 마련하려고 '집 주변을 산책한다', '공원에서 휴식을 취한다' 같은 항목을 시도해 보기로 했다.

하지만 귀찮다는 생각이 가로막아 실제로 행동에 옮기기까지 '기쁨과 즐거움'을 별로 느끼지 못했다고 한다. 행동 실험 전에 스스로 채점한 기쁨과 즐거움 점수는 10점 만점에 3점이었다. 그런데 막상 공원에 나가 보니 생각보다 훨씬 기분이 좋아진다는 사실을 깨달았다. 그래서 기쁨과 즐거움을 10점 만점에 8점을 매겼다.

야요이 씨는 그 결과를 다카가키 씨에게 알렸다. 그리고 기분이 내키지 않아도 일단 몸을 움직여 보는 게 중요하다

히로시마대학의 대책

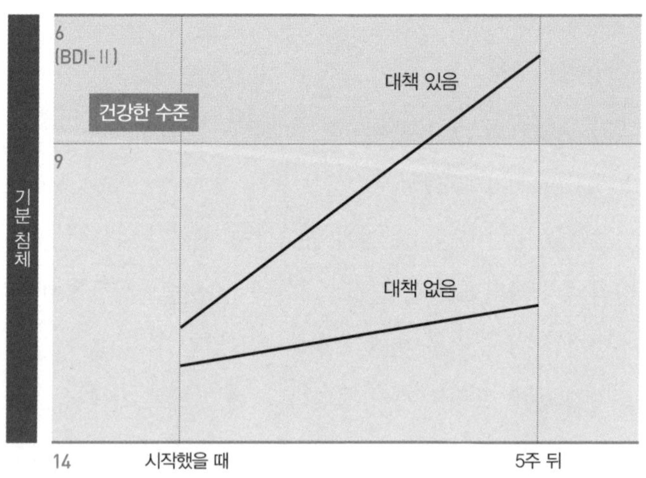

는 사실을 깨닫고 그 폭을 넓히려고 애썼다. 관심이 있었던 미술관에 가거나 시내 번화가까지 영화를 보러 가기도 하며 의식적으로 외출을 반복해 마음을 편하게 할 수 있는 행동의 레퍼토리를 늘렸던 것이다. 그러자 겨우 5주 동안 프로그램을 진행했는데도 야요이 씨는 스트레스를 별로 느끼지 않게 되었다고 했다.

"다른 일들도 계속 하고 싶어졌어요. 이 프로그램에 참여하기를 잘했다고 생각합니다."

연구팀은 역치하 우울 상태인 118명을 대상으로 한 이 프로그램의 성과를 분석했다. 그 가운데 이 프로그램에 참여하지 않은 그룹은 5주 뒤 기분 침체에 거의 변화가 없었다. 한편 야요이 씨처럼 점수를 매겨 대책을 실행에 옮긴 그룹에는 성과가 나타났다. 사람들 대부분 건강한 수준을 회복했던 것이다.

전두엽에서 스트레스를 인지

왜 스트레스 대책의 효과를 수치화하고 객관적으로 파악하는 것만으로도 큰 효과를 거둘 수 있었을까?

이 대학 연구팀은 역치하 우울 상태에서 건강한 수준으로 회복된 사람의 뇌를 측정했다. 그러자 어느 부분에 큰 변화가 확인되었다고 한다. 뇌 안에서 '객관적인 시각'을 관장하는 dmPFC(배내측전전두엽피질)이라는 부분이 활발하게 움직인다는 사실을 알게 되었다.

dmPFC는 전두엽에 포함된 부분이다. 전두엽은 뇌 안에서 인지 작용을 관장하고 사고와 행동의 결정에 매우 중요한 역할을 수행하는 부분이다. 결국 스트레스를 객관적으로 이해하려는 시도가 전두엽 작용을 활성화한다는 사실을 알게 된 것이다.

미국 중서부 미시간주에 있는 미시간대학교의 앤서니 킹(Anthony King) 부교수도 뇌의 전두엽 작용에 주목해 연구하는 학자 가운데 한 명이다. 취재를 하러 방문했을 때 연구실에서는 마침 우울병 등 정신 질환으로 고생하는 환자를 치료하고 있었다.

킹 박사: 지난 주 스트레스는 어땠습니까?

환자: 4 정도였습니다.

킹 박사도 역시 인지행동요법을 바탕으로 스트레스를 수

치화하는 방법을 활용하고 있었다. 그 방법을 이용해 마음의 건강을 회복한 사람들 뇌를 조사해 보니 역시 전두엽이 활발하게 움직이고 있다는 사실을 알게 되었다.

킹 박사는 거기서 한 걸음 더 나아가 전두엽 활동에 의해 뇌의 어느 부분의 작용이 억제되는지를 지적해 주었다. 바로 편도체였다.

앞에서 설명한 스트레스 반응 메커니즘을 다시 떠올려 보자. 스트레스를 받았을 때 불안이나 공포를 느껴 최초로 반응하는 부분이 편도체였다. 그걸 계기로 뇌에서 명령이 떨어져 부신에서 아드레날린, 코르티솔 같은 스트레스 호르몬

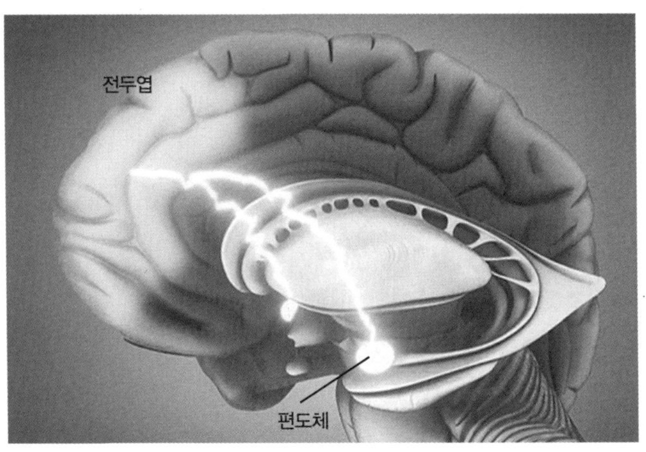

▲코핑을 하면 전두엽은 편도체의 폭주에 제동을 건다.

이 분비된다. 이런 스트레스 반응의 출발에 관여하는 편도체는 우리 몸과 마음을 파괴하는 킬러 스트레스와 밀접하게 결합된 존재였다.

킹 박사는 스트레스를 객관적으로 인지할 수 있게 된 사람은 이 편도체의 활동을 억제할 수 있다, 즉 스트레스 반응을 출발 지점에서 억제할 수 있다고 생각한다. 그리고 그 중요한 역할을 수행하는 것이 전두엽이라는 사실도 알게 되었다고 한다. 인지와 이성을 관장하는 전두엽이 활발하게 움직여 공포나 불안에 반응하는 편도체의 작용을 억제할 수 있다는 것이다.

킹 박사는 다음과 같이 말한다.

"편도체와 전두엽은 말하자면 차의 가속장치와 제동장치 같은 거죠. 편도체는 가속장치입니다. 가속 페달을 너무 밟아 스트레스 반응이 폭주하기 시작하면 '그렇게 크게 반응하지 않아도 된다'고 전두엽이 제동을 걸죠."

자기 스트레스를 객관적으로 인지하면서 대처를 반복한다. 이런 단순한 스트레스 대책을 통해 우리는 뇌의 기능까지 변화시키고 효과적으로 스트레스에 대처할 수 있다는 사실이 밝혀진 것이다.

코핑으로 우울병 재발을 막는다

제2장에 나왔던 큰 가전업체 고객 상담실에서 고객 불만 처리 담당이었던 호리키타 유지 씨. 스트레스가 쌓여 우울병에 걸렸던 것은 스물아홉 살 때였다. 호리키타 씨는 전문의사에게 1년 동안 드나들면서 투약 치료 등을 받아 지금은 우울병을 극복했다. 치료 뒤 다시는 마음의 병에 걸리지 않으려고 호리키타 씨가 시작한 일이 코핑이다.

대표적인 코핑 방법은 지금까지 이야기한 바와 같이 자기 나름대로 기분 전환이 될 일을 여럿 적어 목록을 만든 다음 스트레스를 느꼈을 때 그걸 실천하는 것이다. 그런데 호리키타 씨가 어떤 것들을 실천하는지 이야기를 들어 보니 상당히 독특한 것들이었다.

- 공원이나 절에서 나무를 껴안는다.
- 여러 가지 색깔 펜으로 글씨를 쓴다.
- 여성지를 읽는다.
- 스테이크 사진을 보며 먹은 기분을 맛본다.

등등……. 특히 여성지는 '틀림없이 예뻐진다' 같은 전향적인 문구로 뒤덮여 있어 보기만 해도 기운이 날 것 같았다고 한다.

호리키타 씨의 코핑 목록에는 스트레스로 인한 몸과 마음의 병으로 고통당하는 사람이 아니라면 모를 내용들이 담겨 있다. 자기 기분이 좋아질 것 같은 일을 늘 의식적으로 찾고, 효과를 실제로 느낄 때마다 꼼꼼하게 레퍼토리에 덧붙인 목록은 호리키타 씨답게 독특한 항목으로 채워졌다. 바꿔 말하면 그만큼 진지하게 스트레스에 맞서 왔다는 증거다.

호리키타 씨는 '어떤 대처법이건 우선 실천해 보는 게 중요하다' 고 강조했다.

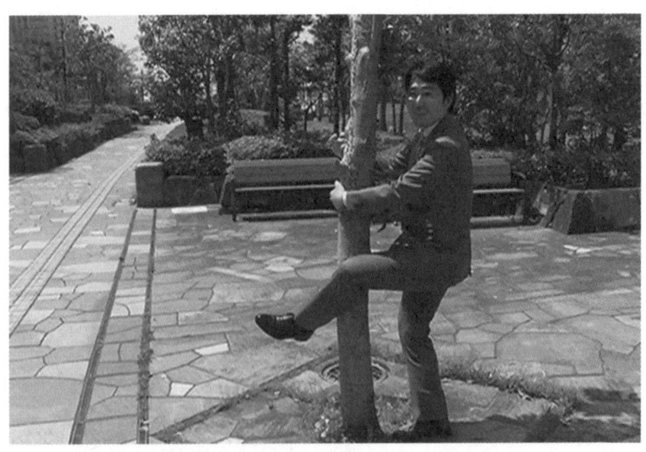

▲호리키타 씨가 실천하는 '나무 껴안기' 코핑.

"얼핏 바보처럼 보이는 일이라도 어디 한번 해 보자는 느낌이죠. 오늘은 이 기분인가, 저 기분일까 하고 고르듯 마음의 채널을 바꾸고 조정해 가는 느낌입니다."

스트레스를 줄이기 위한 작은 대책을 매일 거르지 않고 계속해 우울병의 위협에서 멀어지는데 성공했다. 호리키타 씨는 현재 다니던 회사를 그만두고 자신의 스트레스 체험과 그걸 극복한 경험을 바탕으로 스트레스 매니지먼트 연구가로서 기업체를 돕는 일을 하고 있다.

실제로 코핑을 해 보자

기분 전환 효과를 점수화하여 자기 스트레스를 객관적으로 인지하는 코핑의 대표적 수법은 큰 효과를 본다는 사실을 알게 되었다. 결코 어려운 스트레스 대책이 아니다. 누구나 지금 당장 간단하게 시작할 수 있다는 걸 다들 이해하셨을 것이다. 지금부터는 그 효과를 더욱 확실한 것으로 만들기 위해 알아두어야 할 중요한 포인트를 소개하겠다.

우리가 임상심리사 이토 에미(伊藤絵美) 씨를 만난 것은 지바현 마쿠하리(幕張)에 있는 패밀리 레스토랑이었다. 마침 정신의학과 신경학 학회 중이라 그 틈을 타 취재에 응해 주었다.

이토 씨는 일본을 대표하는 임상심리학 연구자 가운데 한 명이다. 지바대학의 어린이 마음 발달 교육센터에 소속되어 있으면서 스트레스 매니지먼트 상담과 교육, 연구 활동을 하는 '세족 스트레스 코핑 서포트 오피스'도 운영하고 있다. 또 기업과 지역 커뮤니티의 스트레스 대책 연수 및 강연으로 눈코 뜰 새 없다.

이토 씨는 그런 나날을 통해 스트레스를 안고 사는 많은 사람들을 만나 스트레스 관리를 도와 왔다. 스트레스에 대처하는 코핑의 실천적 테크닉과 요령을 아주 잘 아는 전문가라고 할 수 있다.

바로 효과적인 코핑을 위한 포인트를 알려 달라고 질문했다. 그러자 환하게 웃는 얼굴로 바로 대꾸했다.

"우리는 스트레스에 대처하기 위한 기분 전환을 백 가지 들어 달라고 지도합니다."

"와, 백 가지나요? 흐음…… 백 가지면 너무 많지 않은가요?"

이런 이야기를 하며 취재를 시작했다.

여기서 잠시 생각해 보자. 우리가 일반적으로 하는 기분 전환에는 어떤 것들이 있을까? 머릿속에 떠오르는 대로 될 수 있으면 많이 열거해 보기로 한다. 자, 몇 가지나 되는가? 나도 꼽아 보았다.

'영화를 본다', '회전초밥을 먹으러 간다', '실내 야구 연습장에 간다', '폐점 무렵 백화점 지하 식품부에서 세일하는 도시락을 산다'.

끙끙거리며 아무리 짜내도 기껏해야 열 개쯤이다. 도저히 백 개나 떠올릴 수 없었다. 기분 전환을 할 수 있는 일들이 얼마나 적은지 뼈저리게 느꼈다.

그러면 어떻게 백 개나 열거할 수 있을까? 아니, 그 전에 왜 백 개나 필요한가? 그걸 어떻게 활용한다는 걸까? 머리를 굴리다 보니 화가 나는 듯한 기분이 들었다. 코핑을 생각하는 작업인 데 오히려 스트레스가 쌓이지 않는가?

빙글빙글 맴돌던 그런 의문은 취재를 진행하다 보니 눈 녹듯 싹 풀렸다. 어떤 요령만 파악하면 백 개나 되는 스트레스 대책을 열거하는 일은 그리 어려운 일이 아니다. 게다가 자기 자신을 위해 만든 코핑 목록은 스트레스에 맞설 중요한 무기가 된다는 사실을 알게 되었다.

코핑을 위한 스페셜 가이드

이제부터 이토 씨가 가르쳐 준 효율적인 코핑 실천법과 실생활에 도움이 되도록 만들기 위한 포인트를 차근차근 확인해 보기로 한다.

❶ 가능한 한 많은 기분 전환 항목을 작성한다

다시 이야기하는데 이때 가장 중요한 점은 '질보다 양'이라는 사실이다. 예를 들면 먼 남쪽 섬으로 휴가를 가면 상당한 휴식 효과를 기대할 수 있을 테지만 일상생활에서 실천에 옮기기는 어려울 것이다.

우리에게는 살아 있는 동안 갖가지 스트레스가 밀려온다. 시시각각 쌓이는 스트레스에는 아무리 효과가 적은 대책이라도 일상생활에서 쉽게 실천할 수 있는 것이 도움이 된다. 남쪽 섬으로 휴가를 가는 것보다 가까운 온천이나 노래방 쪽이 더 나을 때도 있다.

그래서 기분 전환 방법은 많으면 많을수록 좋다. 스트레스가 느껴지면 그때 상황에 따라 실행 가능한 방법을 골라 의식적으로 사용한다. 그러기 위해 이토 씨는 카운슬링이나 연수 때 백 개의 목록을 만들도록 지도해 왔다.

그러면 백 개나 되는 스트레스 대처법을 어떻게 해야 작성할 수 있을까? 177쪽에 이토 씨의 지도를 받아 어떤 40대 남성이 작성한 목록을 싣는다.

이 목록을 보면 스트레스 대처법 목록을 작성하기 위한 요점이 보일 것이다.

예를 들면 59번 항목에 '닭튀김을 안주 삼아 맥주를 마신다'고 되어 있다. 직장에서 돌아오는 길에 한잔하면서 스트레스를 푸는 사람은 많을 거라고 생각한다. 아주 찬 맥주를 상상하기만 해도 기분은 최고……. 그런 사람은 기분 전환 목록의 문구를 고쳐 보는 정도로도 괜찮다. 다만 맥주를 마신다는 정도가 아니라 '닭튀김을 안주 삼아 맥주를 마신다'는 식으로 더 구체적인 내용으로 만들어야 한다.

맥주를 마신다는 단순한 기분 전환뿐 아니라 안주로 좋아하는 음식을 끼워 넣는 이중 공략을 통해 더 큰 스트레스 대처 효과를 기대할 수 있다. 더 나아가 '닭튀김'뿐만 아니라 '풋콩', '두부김치', '어묵' 등 마음에 드는 안주를 여러 개 열거해 기분 전환 목록의 폭을 넓힌다. 그러면 실제로 실행에 옮길 때 선택할 수 있는 가짓수가 많아지고 '내일은 풋콩으로 하자'고 생각하는 즐거움도 늘어난다.

큰 스트레스를 받아 속이 뒤집힐 것 같을 때도 닭튀김과

풋콩, 두부김치를 모두 늘어놓고 맥주를 마시면 대번에 스트레스가 풀릴지도 모른다. 이처럼 기분 전환을 위한 내용을 더 구체적으로 정리해 두기만 해도 항목을 계속 늘일 수 있으며 효과도 올라갈 것이다.

❷ '인지하는 코핑'도 효과가 있다

다시 목록으로 눈길을 돌리자. '닭튀김을 안주 삼아 맥주를 마신다' 처럼 구체적인 행동만이 아니라 50번 '첫사랑과 우연히 마주치는 상상을 한다', 51번 '복권이 당첨되었다고 상상한다' 처럼 뭔가를 머릿속에 그려 보고 이런저런 상상을 하는 것도 스트레스 대처법으로 꼽을 수 있다.

이것은 '인지하는 코핑' 이라고 불린다. 반드시 실제 행동이 따르지 않아도 괜찮다. 머릿속으로 상상하는 것만으로도 효과를 기대할 수 있다. 이런 점은 일상의 스트레스 대응에 큰 의미를 지닌다. 왜냐하면 코핑에서 중요한 점은 계속하기 쉬워야 한다는 사실이다. 예를 들어 아주 사소한 기분 전환이라고 해도 스트레스 대책으로 효과가 있을 때 매일 계속하면 아주 큰 효과를 얻을 수 있다.

거꾸로 스트레스를 받았을 때 쉽게 실행할 수 있는 기분 전환이 아니라면 계속하기도 어렵고 효과도 그다지 기대할 수 없다. 그래서 추천하는 스트레스 대책은 '소박하고 돈이 들지 않는 기분 전환'이다. 머릿속으로만 시도해 볼 수 있는 기분 전환이라면 더 말할 나위 없다.

40대 남성이 작성한 목록에 있듯이 70번 '삼국지 스토리를 머릿속으로 더듬는다', 84번 장어집 앞에서 냄새를 맡는다, 92번 '이치로라면 어떻게 할까?' 생각한다 같은 상상력을 가동해 기분 전환 항목을 적어 가면 백 개 정도는 금방 완성할 수 있을 것이다.

당연한 말이지만 스트레스 대응책이 되기는 해도 자기 건강을 해치거나 남에게 폐를 끼치는 기분 전환은 피해야 한다. 술이나 담배를 적당히 하면 스트레스 대응 효과를 기대할 수 있지만 도를 넘어서면 몸에 좋지 않은 영향을 미치고 돈도 든다. 폭력이나 약물, 성범죄 같은 것은 언급할 필요도 없다.

〈어느 40대 남성의 코핑〉

1. 꾸짖는 상사의 얼굴에서 점이 몇 개인지 센다
2. 속으로 '더러워서 못해 먹겠네'라고 중얼거린다
3. '될 대로 되라!'라고 생각해 본다
4. '너도 참 힘들겠구나'라고 자신을 위로한다

5. '어떻게든 되겠지' 라며 어깨를 쭉 편다
6. 전철에서 자리가 나서 앉았을 때 속으로 '좋았어' 하며 주먹을 불끈 쥔다
7. 전철에서 자리가 나면 앉아서 명상을 한다.
8. 해야 할 일을 수첩에 메모한다
9. 쓸데없는 이메일을 한꺼번에 삭제한다
10. '오늘 점심에는 무얼 먹을까' 생각한다
11. '오늘 저녁에는 무얼 먹을까' 생각한다
12. 좋아하는 파스타를 머릿속에 떠올린다
13. 그 파스타 식당에 언제 갈까 생각한다
14. 주문한 파스타를 기다리는 설렘
15. 파스타의 맛과 향을 즐긴다
16. 파스타를 신나게 흡입한다
17. '맛있네' 라고 마음속으로 외친다
18. 젊었을 때 유행한 곡을 인터넷에서 검색한다
19. 노래방에서 부를 곡 목록을 짠다
20. 노래방에서 신곡에 도전한다
21. 햇볕을 쬔다
22. 매일 아침 크게 기지개를 켠다
23. "좋은 아침!" 하고 가족에게 힘차게 인사한다

24. "좋은 아침!" 하고 직장에서 힘차게 인사한다
25. 서먹한 동료에게 말을 건다
26. 책상 위를 15분 동안 정돈한다
27. 프레젠테이션 이미지 리허설
28. 잠자리에 들 때 노력한 자신을 칭찬한다
29. 귀지를 판다
30. 하품을 크게 한다
31. 심호흡을 한다
32. 하와이 여행을 상상한다
33. 하와이에서 보는 저녁놀을 떠올린다
34. 다음 하와이 여행을 상상한다
35. 신혼 시절 아내 얼굴을 떠올린다
36. 결혼 전 아내와 데이트하던 때를 회상한다
37. 아내와 편한 마음으로 수다를 떤다
38. 출근할 때 아내와 가벼운 허그
39. 정년퇴직 후 보낼 평온한 생활을 상상한다
40. 아이들 사진을 본다
41. 아이들이 태어났을 때를 회상한다
42. 마음속으로 아버지에게 말을 건넨다
43. 아버지 산소에 간다

44. 고향에 계신 어머니를 생각한다
45. 좋아하는 노래를 흥얼거린다
46. 좋아하는 노래를 머릿속에서 힘차게 부른다
47. 첫사랑의 모습을 떠올린다
48. 첫사랑의 달콤했던 추억을 회상한다
49. 첫사랑의 지금 모습을 상상해 본다
50. 첫사랑과 우연히 마주치는 상상을 한다
51. 복권이 당첨되었다고 상상한다
52. 복권이 당첨되면 무얼 할까 상상한다
53. 당첨될 거라고 믿고 복권을 산다
54. 산 복권을 바라보며 신에게 기도한다
55. 복권이 당첨되면 누구에게 이야기하고 누구에게 이야기하지 않을 것인지 생각한다
56. 하늘을 보며 구름의 움직임을 바라본다
57. 저녁놀을 바라본다
58. 금요일 밤에 해방감에 젖는다
59. 닭튀김을 안주 삼아 맥주를 마신다
60. 풋콩을 안주 삼아 맥주를 마신다.
61. 편의점에서 새로 나온 맥주를 찾아본다
62. 동료와 한잔하며 푸념을 나눈다

63. 때로는 상사에게 화를 낸다
64. 주말이면 늦잠을 좀 즐긴다
65. 옛날 영화를 본다
66. 고양이를 쓰다듬는다
67. 고양이 냄새를 맡는다
68. 고양이 발바닥을 만진다
69. 좋아하는 만화를 다시 본다
70. 삼국지 스토리를 머릿속으로 더듬는다
71. 세차를 한다
72. 혼자 하는 드라이브
73. 드라이브하면서 큰 소리로 노래한다
74. 고급 외제차를 운전하는 자신을 상상한다
75. 욕조에서 눈을 감고 명상에 잠긴다
76. 쉬는 날 아이들과 함께 목욕한다
77. 쉬는 날 가족과 함께 목욕탕에 간다
78. 목욕탕에서 커피우유를 단숨에 들이킨다
79. 목욕탕에 갔다 돌아오는 길에 가족 모두 바람을 쐰다
80. 아내와 산책한다
81. 산책하면서 다른 집 마당을 구경한다
82. 꽃집 앞에서 갖가지 꽃을 구경한다

83. 갈비집 앞에서 냄새를 맡는다

84. 장어집 앞에서 냄새를 맡는다

85. 카레를 제대로 만든다

86. 가족에게 맛있다는 칭찬을 듣는다

87. 이발

88. 이발소에서 축구 이야기를 한다

89. 월드컵을 예상한다

90. 국가 대표팀 감독 심정으로 선수를 고른다

91. 복잡한 업무를 그림으로 그려 이해한다

92. '이치로(메이저 리그에서 활약하는 일본의 야구선수)라면 어떻게 할까?' 생각한다

93. '미우라 가즈(일본에서 오십이 넘은 나이에도 현역으로 뛰는 축구 선수)라면 어떻게 할까?' 생각한다.

94. 비 오는 날 마음에 드는 우산을 든다

95. 빗소리를 듣는다

96. 비에 젖은 나무들을 바라본다

97. 구청에서 마련한 무료 콘서트에 간다

98. 무료 콘서트 전단지를 받아 들고 온다

99. 받아 온 전단지를 집에서 들여다본다

100. 연말연시에 수염을 길러 본다

❸ 작성한 목록을 가지고 다닌다

스트레스는 될 수 있으면 빨리 대처해 쌓이지 않도록 하는 것이 중요하다. 그런 의미에서 이상적인 상황은 스트레스를 받은 순간 바로 대처해야 하는 것이다.

40대 남성이 작성한 목록에는 1번 '꾸짖는 상사의 얼굴에서 점이 몇 개인지 센다'고 하는 기분 전환이 있다. 이건 스트레스를 받고 있는 바로 그 순간에 얄미운 상사의 얼굴에 있는 점을 헤아려 스트레스를 해소한다는 '즉시성'이 높은 것이다.

그렇지만 늘 기분 전환 후보 가운데 바로 상황에 어울리는 최적의 항목을 신속하게 골라내기는 의외로 어렵다. 그래서 각자 열거한 백 개의 코핑 목록을 프린트해 지니고 다니라는 것이다. 스트레스가 오면 바로 꺼내 가능한 것을 골라 실행하기 위해서다.

옷에 묻은 얼룩처럼 대수롭지 않게 여겨지는 사소한 불편함도 바로 그때 처리하지 않고 미루면 미룰수록 점점 대처하기 어려워지기 마련이다. 마음에 부담을 느끼는 일이 있다면 최대한 빨리 기분 전환을 하는 편이 대처 효과는 크다. 그런 꼼꼼한 대처가 킬러 스트레스의 발생을 막고 몸과 마음의 병으로부터 자신을 지킬 수 있게 해 준다.

❹ 스트레스를 객관적으로 관찰한다

다음 포인트는 자신의 스트레스를 객관적으로 관찰하여 효과적인 코핑으로 연결하는 일이다. 제2장에서 다룬 '버티기 스트레스'와 '참는 스트레스' 이야기를 떠올리시기 바란다. 예를 들어 업무 할당량 때문에 '버티기 스트레스'에 내몰릴 때는 스포츠나 노래방처럼 기분을 띄울 수 있는 '업(up) 계열'의 스트레스 대책을 조합하면 어떨까? 반대로 얄미운 상사에게 잔소리를 들어 기분이 상했을 때는 독서나 음악 감상처럼 기분을 가라앉힐 수 있는 '다운(down) 계열' 스트레스 대책을 실행하면 효과가 어떨까?

코핑을 실행할 때 기본자세로 늘 중요하게 여겨야 할 점은 자신이 지금 어떤 스트레스를 느끼고 있는지 '스트레스 모니터'를 잊지 말아야 한다는 점이다. 그러기 위해서는 자신이 놓인 상황을 객관적으로 관찰하고 어떠한 스트레스 반응이 나타나는지 확인하는 것이 중요하다.

'버티기 스트레스'라면 혈압이 오르는 등 컨디션이 무너지기 쉽다. 또 두통이나 가슴이 울렁거리고 두드러기, 수면장애, 과식, 거식 같은 증상이 있을 때도 일단 생활을 한번 되돌아보자. 한편 '참기 스트레스'라면 기분이 가라앉거나 불안해지는 등 심리적인 면에 영향이 나타나기 쉽다. 그리고 '버티기 스트레스'에는 다운 계열, '참기 스트레스'에는 업 계열 스트레스 대책을 의식적으로 실행하면 효과를 더욱 끌어올릴 수 있을 것이다.

이리저리 궁리한 끝에 스트레스 대응책을 실행했는데도 별 효과를 거두지 못할 때가 있을 것이다. 그럴 때는 한 가지 기분 전환에 얽매이지 말고 다른 항목을 시도해 보는 것도 좋다. 백 개나 되는 코핑 목록을 만들어 두는 의미는 언제든지 다른 것으로 전환할 수 있기 위해서이기도 하다.

❺ 때로는 정면 돌파로 문제를 해결

자신이 느끼는 스트레스를 모니터하며 꼼꼼하게 스트레스 대책으로 쓸 수 있는 구체적인 코핑 방법론을 설명해 왔다. 하지만 마지막으로 한 가지, 매우 중요한 점을 덧붙이지 않으면 안 될 것이다. 사실 코핑은 의식을 스트레스에 의한 심리적 충격에서 기분 전환 쪽으로 돌리기만 하는 것은 아니다.

코핑은 스트레스를 받았을 때 해야 할 '의식적인 자조(自助)' 전반을 포함한다. 때와 장소에 따라 자기에게 스트레스를 주는 원인 자체를 외면하지 않고 정면으로 직시하며 문제 해결을 도모하는 것이야말로 유일한 코핑, 즉 '의식적인 자조'가 되는 경우도 있다. 예를 들면 '블랙 기업', '블랙 아르바이트'로 불리는 직장 환경이 그렇다. 상식을 넘어선 열악한 근로조건 속에서 한없이 스트레스를 받는 나날을 보내는 이들이 늘고 있다. 그런 곳에서 목숨을 걸고 몸과 마음이 너덜너덜해지도록 일하는 사람들이 백 개의 항목을 작성해 그 혹독한 노동환경 속에서 그 기분 전환 항목을 반복했다고 하자. 아마 그런 코핑 뒤에 스스로 스트레스 반응을 모니터한다면 개선이 거의 느껴지지 않을 것이다.

이런 경우에는 자신의 노동환경이 안고 있는 문제와 정면으로 맞서는 일 이외에는 선택할 수 있는 코핑이 없다. 즉 노동환경이 정상화되도록 고용주나 고용노동부에 문제 해결을 요구하거나 아니면 다른 직장을 선택해야 한다. 때로는 정면 돌파가 필요하다는 사실을 전제로 의식하면서 여러 코핑 레퍼토리를 잘 이용하는 것이 중요하다는 사실을 잊어서는 안 된다.

취재를 진행하면서 깨닫게 된 사실이 있다. 스트레스 대책에는 지금까지 살펴본 것만 해도 운동이나 식사를 통해 생활 습관을 바꾸는 것이나 스트레스를 인지해 효과적인 기분 전환을 하는 코핑 등 다양한 방법이 있다.

그러나 가장 중요한 점은 흥미를 느낀 대처법 몇 가지를 시도해 본 뒤 자기에게 맞는 것을 찾아내서 그런 대처법 두세 가지를 잘 조합해 일상생활에서 실천해야 한다는 사실이다. 우리 삶에서 스트레스가 완전히 사라질 수는 없다. 어렵지 않게 계속해서 실행할 수 있는 것이야말로 가장 효과적인 스트레스 대처법이라고 할 수 있다.

그럼 다음 장에서는 지금 세계적으로 큰 반향을 일으키고 있는 최신 스트레스 대책을 살펴보기로 하겠다. 체험한 많은 사람들이 '아주 간단하다!', '효과가 뛰어나다!'고 트위터나 블로그를 통해 이야기한다. 의료와 뇌과학 분야에서도 뜨거운 주목을 받으며 빠르게 연구가 진행되고 있다. 그리고 이 대처법은 사실 우리에게도 낯설지 않다.

[제6장 : 스트레스 극복 대책 ❸]

세계적인 관심을 모으는 마인드풀니스

마인드 원더링 상태에 있는 사람은
바로 앞에 있는 현실에 주의를 기울이지 못해
멍한 상태로 보일 때가 있다.
마인드 원더링 상태란 퍼뜩 정신이 드는
마인드풀 상태와는 정반대 상태다.
마인드풀 상태를 목표로 한다는 것은 바꿔 말하면
마인드 원더링에서 벗어난 상태를 유지하는 것인 셈이다.
그럼 어떻게 하면 마인드 원더링 상태를 벗어나
마인드풀 상태를 유지할 수 있을까?
사실 그렇게 되기 위한 방법론이 '명상'이라는 행위이며
그것을 이어받은 것이 현대의 마인드풀니스다.

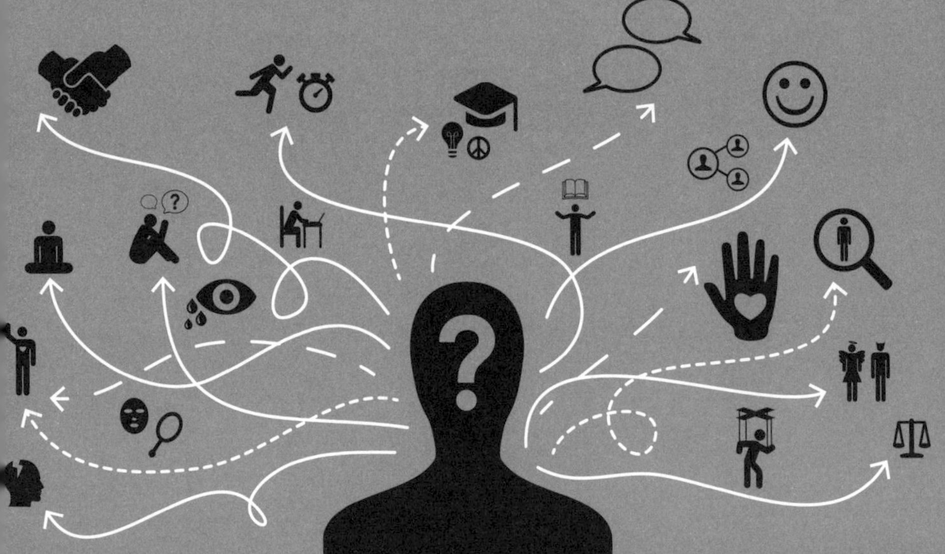

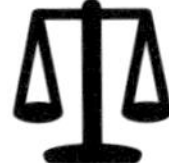

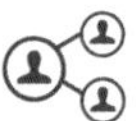

'마인드풀니스'란?

요즘 일본에서는 '마인드풀니스(mindfulness)'라는 용어를 보고 듣는 경우가 많다. 큰 서점에 가면 관련 서적을 모아 둔 코너가 있고 잡지 같은 매체에서도 특집 기사를 자주 마련하고 있다.

제4장에서 소개한 미국 심리학회의 '다섯 가지 스트레스 대책' 중에서도 '명상'을 꼽고 있는데, 이 학회가 대표적인 명상으로 추천하는 것도 마인드풀니스다. 미국이나 유럽에서는 스트레스 대책 프로그램으로 이미 꽤 널리 퍼진 것으로 보인다.

이 장에서는 다른 유사 서적들과 달리 마인드풀니스의 개념이나 그 과학적 근거를 최첨단 현장 취재에서 얻은 사실을 바탕으로 제대로 이해하고 납득할 수 있도록 설명한 다음 매일 실천하기 위한 입문 방법을 체험할 수 있도록 하겠다.

우리에게 'mindfulness'란 통 익숙하지 않은 용어다. 그 의미를 알아보려고 해설서를 읽어 보면 무엇인가를 느끼고 알아차리는 것을 말한다고 되어 있다. 그렇지만 이런 식으로 설명해서는 바로 이해하지 못할 것이다.

'○○를 조심해'라는 말을 영어로 할 때 'Be mindful'이란 표현을 쓴다. 이런 말을 듣게 되는 사람은, 예를 들자면 길을 걸을 때면 멍하니 걷는 나 같은 사람이다. 그런 사람들은 'Be mindful'이라는 말을 들으면 퍼뜩 '앗'하고 정신을 차리며 눈앞에 있는 위험을 깨닫게 된다. 이 '퍼뜩 정신이 드는 상태', '지금 눈앞에 있는 현실에 주의를 기울인 상태'를 바로 마인드풀 상태, 즉 마인드풀니스라고 한다.

마인드풀니스 vs 마인드 원더링

그러면 여기서 제2장에서 다룬 '마인드 원더링(마음의 방황)'을 떠올리시기 바란다. 깨어 있는 시간의 절반 가까이를 차지하는, 과거와 미래에 대해 이런저런 생각을 굴리는 상태를 말한다. 이 상태에 있는 동안은 스트레스 반응이 내내 이어져 뇌와 마음, 몸이 조금씩 망가져 간다.

마인드 원더링 상태에 있는 사람은 바로 앞에 있는 현실에 주의를 기울이지 못해 멍한 상태로 보일 때가 있다. 마인드 원더링 상태란 퍼뜩 정신이 드는 마인드풀 상태와는 정반대 상태다. 마인드풀 상태를 목표로 한다는 것은 바꿔 말하면 마인드 원더링에서 벗어난 상태를 유지하는 것인 셈이다.

그럼 어떻게 하면 마인드 원더링 상태를 벗어나 마인드풀 상태를 유지할 수 있을까? 사실 그렇게 되기 위한 방법론이 '명상'이라는 행위이며 그것을 이어받은 것이 현대의 마인드풀니스다.

마인드풀니스의 기원은 초기 불교와 선종

명상이라는 행위는 아득한 옛날부터 있었던 것 같다. 4000년 전 메소포타미아 문명 유적에서 발굴된 명상하는 사람의 좌상을 보아도 확인할 수 있다.

현대의 마인드풀니스와 직접 연결되는 명상법을 확립한 사람은 지금으로부터 거의 2500년 전, 인도에서 태어난 고타마 싯다르타 왕자, 즉 부처라고 한다. 그 명상법은 제자들로 이루어진 초기 불교 집단을 통해 후세에 전해졌다. 일본에는 불교 전래와 함께 대륙을 통해 전해졌는데 일본에서 폭넓게 행해진 것은 가마쿠라시대(鎌倉時代, 1192-1333년)에 선종(禪宗)이 전해지고 난 뒤의 일이다.

대부분 기독교 신자인 서양 사람들은 초기 불교나 선종에서 명상이라는 것을 일종의 기술 체계로 추출해 자기들이 납득할 수 있는 형태로 변형시킨 마인드풀니스를 스트레스 대책법으로 만들어 갔다. 서양에서 독자적인 방법론이 확립되어 스트레스 대책으로 퍼지기 시작한 때는 1990년대에 들어서부터다.

마인드풀니스 스트레스 저감법

이 대책법은 새로운 가치에 민감한 미국 서해안을 중심으로 유행에 불이 붙었다. 세계적인 인터넷 관련 기업 구글의 사원들 사이에 퍼져 지금은 이름 있는 대기업들이 줄지어 멘탈 헬스 대책으로 도입하고 있다. 그뿐 아니다. 학교에서는 어린이들이, 교도소에서는 수형자들도 열심히 이용하고 있다.

그 가운데 세계에서 가장 널리 이용되는 프로그램이 '마인드풀니스 스트레스 저감법(MBSR: Mindfulness-Based Stress Reduction)'이다.

마인드풀니스 스트레스 저감법은 미국 매사추세츠대학교 의과대학이 개발한 프로그램이다. 매사추세츠대학교 의과대학은 30년 이상 의학적인 효과를 연구하고 프로그램의 지도자를 육성해 왔다. 이제 마인드풀니스는 의료에서부터 일상생활까지 폭넓게 활용되고 있다. 그 기초를 쌓은 공로자라고 해도 좋을 중심인물인 사키 산토렐리(Saki Santorelli) 교수를 찾아갔다.

산토렐리 교수의 연구실은 장서와 자료가 깔끔하게 정리되어 있는 쾌적한 공간이었다. 벽 한 구석에 붉은 물감으로

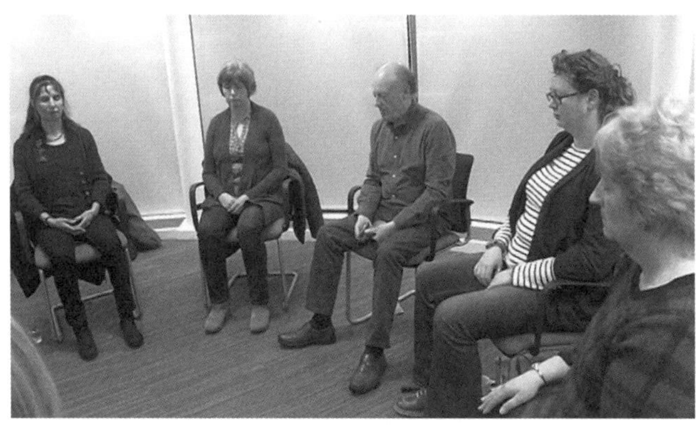

▲마인드풀니스로 '지금'에 주의를 기울이려고 하는 사람들.

원을 그린 족자가 걸려 있고 그 아래 작은 의자가 보였다. 마인드풀니스를 하는 장소인 듯했다.

마인드풀니스는 명상의 의학적 효과를 연구하던 중에 생겨난 것이다. 마인드풀니스 스트레스 저감법 연구팀은 명상에 얽힌 종교성을 모두 제거하고 스트레스를 줄이기 위한 완전히 새로운 심리요법을 개발했다.

산토렐리 교수에게 마인드풀니스 스트레스 저감법을 직접 경험해 보고 싶다고 부탁하자 해설을 덧붙이며 실제로 보여 주었다.

"우선 시작할 때 몸의 힘을 뺀 다음 등을 쭉 펴고 앉습니다. 그리고 몸과 호흡에 의식을 집중하며 그 상태를 느끼려고 노력합니다. 호흡을 그냥 느끼기만 합니다. 배가 부풀었다가 가라앉았다가 하고 가슴이 천천히 부풀었다가 가라앉았다가 합니다. 코를 지나는 공기의 차가움이나 따스함을 느끼는 사람도 있겠죠."

이 대학에서 개발한 마인드풀니스 스트레스 저감법은 8주간에 걸친 프로그램이다. 프로그램을 끝내면 몸의 부조(不調)는 거의 35퍼센트, 마음의 부조는 거의 40퍼센트 줄어든다는 사실을 연구 결과 알게 되었다고 산토렐리 교수는 설명해 주었다.

일본인의 마음속에 있는 마인드풀니스

이제부터 마인드풀니스를 실제로 해 보고 싶은 분들을 위해 그 구체적인 방법을 자세하게 풀어 소개하겠다.

다만 주의해야 할 사항이 하나 있다. 마인드풀니스는 마음의 상태에 관한 것이기 때문에 현재 우울병 같은 치료를 받는 사람은 혼자 판단해서 시작하지 말고 먼저 의사와 상담하기를 바란다.

다음에 우리가 일본인에게 맞는 마인드풀니스 지도를 부탁한 것은 와세다대학 인간과학학술원의 구마노 히로아키 교수였다. 구마노 교수는 일본에서 마인드풀니스 연구의 일인자로 알려져 있다. 마인드풀니스의 뿌리가 된 초기 불교 사상에서부터 최신 의학 연구에 이르기까지 두루 정통해 다양한 연구 활동을 하고 있다. 실천적이며 깊이 있는 마인드풀니스를 추구하는 열의에 우리 취재팀은 감명을 받았다.

그 구마노 교수에 따르면 원래 마인드풀니스란,

'지금 이 순간'의 현실에 늘 주의를 기울이며 현실을 있는 그대로 지각해 그 현실에 대한 감정에 사로잡히지 않는 마음을 유지하는 방법—

이라는 것이다.

'명상'이라는 말에서 아무래도 호흡과 의식에 대한 '집중'을 떠올릴 텐데 그것은 옳지 않다. 마인드풀니스가 목표로 하는 것은 집중이 아니라 지금 이 순간에 주의를 기울이는 상태다. 그러기 위해서는 현실을 있는 그대로 지각하는 것이 중요하다.

'뭔가 어렵다'고 하는 생각으로 이야기를 듣고 있는데 구마노 교수가 보충 설명을 해주었다.

"예를 들면 선종 사찰인 가레산스이 정원(枯山水庭園, 일본식 정원 양식 가운데 하나. 연못이나 흐르는 물을 사용하지 않고 돌과 모래 등으로 산과 물의 풍경을 표현하는 형식을 말한다. 교토의 료안지가 널리 알려져 있다)이나 다도의 다실을 머릿속에 떠올려 보세요. 그런 장소에서는 공간 전체를 파악하는 마음가짐이 중요해집니다. 마찬가지로 가도(華道, 식물로만 또는 식물을 주로 다른 재료와 조합해 구성하고 감상하는 예술. 한자를 '花道'로 쓰기도 한다. 꽃꽂이 같은 것을 말한다)나 무도(武道)에서도 기본적으로는 마인드풀니스의 마음가짐을 이용하고 있다고 생각합니다. 우리 주변에서 배양된 사상과 문화에 마인드풀니스가 숨 쉬고 있는 거죠."

일본인의 DNA에 새겨진 마인드풀니스의 마음을 떠올리면 된다고 구마노 교수는 말한다. 그 말을 들으니 마음이 든든해진다.

실천 마인드풀니스

이제 슬슬 마인드풀니스를 실제로 해 보겠다. 다음은 구마노 교수의 특별 감수를 받은 초보자용 마인드풀니스 실천 방법이다. 처음에는 10-15분을 기준으로 시작해 보기로 한다.

❶ 등을 쭉 펴고 두 어깨를 잇는 선이 직선이 되도록 바르게 앉는다

책상다리를 하고 앉아도 되고 무릎을 꿇고 앉아도 되고 의자에 앉아도 좋다. '등을 쭉 펴고 몸의 힘을 뺀' 편안한 상태가 되도록 하는 것이 포인트다.

❷ 호흡을 있는 그대로 느낀다

호흡을 조절하려고 하지 말고 몸에 맡긴다. 호흡에 따라 부드럽게 가슴이 부풀어 올랐다가 가라앉았다가 하는 감각에 주의를 기울이며 그 변화를 느끼도록 한다. 예를 들면 배나 가슴에 느껴지는 감각이 변화하는 상태를 마음속으로 '부품, 부품, 꺼짐, 꺼짐' 하며 실황 중계하듯 중얼거리면 그걸 느끼기 쉬워진다.

❸ 샘솟는 잡념과 감정에 휘둘리지 않는다

몇 분 지나면 '업무 이메일을 써야 하는데', '쓰레기를 버려야 하는데 깜빡 했네' 등등 잡념이 떠오를 것이다. 그러면 '잡념, 잡념'이라고 속으로 중얼거리고 생각을 떨쳐 내며 다시 호흡에 주의를 기울인다.

'그 녀석에겐 지고 싶지 않아' 같은 생각이 들 경우에는 감정이 흔들리기 시작했다는 사실을 깨달아야 한다. 이럴 때도 '분노, 분노'라고 속으로 중얼거린 다음 다시 호흡으로 주의를 되돌린다.

❹ 몸 전체로 호흡한다

다음에는 주의를 기울이는 범위를 넓혀 '지금 이 순간'의 현실을 폭넓게 파악하려고 노력한다. 처음에는 몸 전체로 호흡하듯 들이마신 숨이 손발의 끄트머리까지 흘러가고, 토해

내는 숨이 몸 구석구석에서 흘러나오는 것처럼 느끼면서 '부품, 부품, 꺼짐, 꺼짐' 하며 실황 중계하듯 계속 중얼거린다.

❺ 몸 밖까지 범위를 넓혀 주의를 기울인다

나아가 눈을 감고 자기 주변 공간에 주의를 기울여 그곳에서 지각할 수 있는 모든 현실을 잘 알아차린다. 자신을 둘러싼 실내 공기의 흐름이나 온도와 넓이 등을 느끼고, 나아가 방 밖에 있는 공간에도(주방에서 나는 소리 등에 대해서도) 주의를 기울인다.

'부품, 부품, 꺼짐, 꺼짐' 하며 실황 중계는 계속하지만 그쪽으로 쏠리는 주의가 약해져 잡념이 고개를 든다는 사실을 깨달아도 그냥 잡념이 맴돌다 사라져 가는 모습을 지켜보듯 한다.

❻ 명상을 마친다

눈꺼풀 안쪽에 주의를 기울이고 살며시 눈을 뜬다. 기지개를 켜거나 몸을 문지르거나 하며 평소의 모습으로 돌아온다.

어떤가? 실제로 해 보면 '지금 이 순간의 현실'에 주의를 기울이는 것만으로 머리나 마음이 개운해지는 이상한 감각을 경험할 수 있다. 마인드풀니스를 통해 스트레스가 확실하게 줄어드는 효과가 과학적으로도 이미 증명된 상태다.

그런데 왜 '지금'에 주의를 기울이면 스트레스를 줄일 수 있는 것일까? 제2장에서 소개한 스트레스를 악화시키는 '마인드 원더링(마음의 방황)'을 떠올리시기 바란다. 상사에게 주의를 받은 기억을 자꾸 되새김질하거나 또는 꾸중을 들을지도 모른다는 상상을 할 때마다 스트레스가 뇌 안에서 재생산되어 결국 스트레스 호르몬이 지나치게 분비되었다.

마인드풀니스를 실행하면 이 악순환을 멈출 수 있다. 지난 일에 얽매이거나 있지도 않을 미래의 불안에 시달려 스트레스가 증폭되는 일이 없어져 스트레스 호르몬 분비가 억제될 가능성이 있는 것이다.

마인드풀니스의 효과

영국에서는 옥스퍼드대학교를 중심으로 마인드풀니스 연구가 활발하게 이루어지고 있다. 잉글랜드 지방 북동쪽에 있는 민간단체 '리빙 마인드풀리(Living Mindfully)'는 마인드풀니스 스트레스 저감법을 바탕으로 한 5주간의 프로그램을 실시하고 있다. 의사의 소개를 받아 수강할 수 있으며 우울병, 불안증, 공황장애, 만성 신경통 등의 환자가 마인드풀니스를 하고 있다.

개리 헤즈(Gary Heads) 소장은 이 프로그램이 모든 정신질환 환자에게 효과를 보이지는 않는다고 강조했다. 예를 들어 같은 우울병이라도 비교적 병이 깊지 않은 환자나 투약 치료가 제대로 되어 증상이 안정된 사람 등을 중심으로 의사나 카운슬러와 꼼꼼하게 의논해 수강생으로 받아들인다고 한다.

실제로 프로그램이 진행되는 모습을 견학할 수 있었다. 수강생 대부분은 여성이었다. 코스가 시작될 때 헤즈 소장이 띵샤(tingsha)라는 작은 종을 울렸다. '때-앵' 하는 맑은 소리가 방 안에 울려 퍼지고 그 여운 속에 수강생들은 눈을 감고 마인드풀니스의 세계로 들어갔다. 하나같이 평온한 표정이었다.

마인드풀니스는 최신 스트레스 대처법인데 이미 이야기했듯 그 뿌리는 초기 불교와 선종에 있다. 그것이 시간과 공간을 초월해 지금 유럽 한 귀퉁이에서 사람들의 마음을 떠받치고 있다니 참 신기한 일이라는 생각이 들었다.

이 프로그램을 통해 마인드풀니스에 참여한 150명을 대

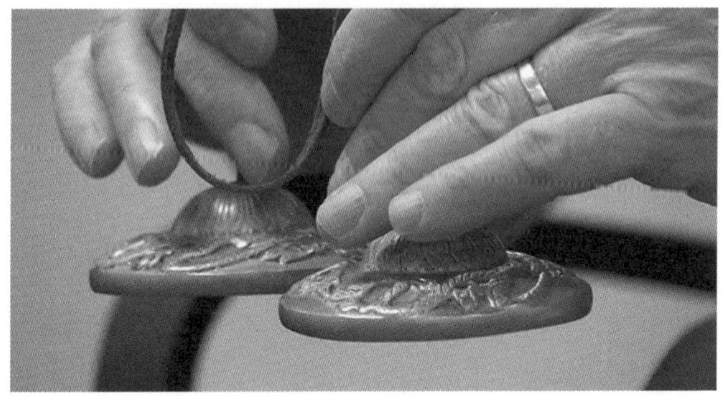

▲마인드풀니스 프로그램 진행 중 울리는 띵샤 종소리는 마음을 씻어 주는 듯한 음색이다.

상으로 조사해 보니 흥미로운 결과가 나타났다. 코스를 수강하기 전과 수강한 뒤에 행복도 등을 나타내는 수치를 조사해 보니 5주에 걸친 코스를 끝낸 수강생은 그 수치가 크게 상승한 것이다. 그뿐 아니었다. 같은 프로그램 수강생을 4년 동안 계속 추적 조사한 결과 행복도 등을 나타내는 수치가 그대로 유지되고 있다는 사실이 확인되었다. 마인드풀니스의 효과는 오랜 기간에 걸쳐 지속된다는 사실이 밝혀진 셈이다.

스스로에게 자신감을 갖게 하거나 수면 패턴이 좋아지는 등 여러 효과도 나타났다. 예를 들면 아침에 일어났을 때 마인드풀니스를 습관적으로 하는 등 생활 속에서 실천하라고 권장하는데 이게 오랜 기간에 걸쳐 스트레스를 줄이는 효과로 이어지는 것으로 보인다.

마인드풀 라이프 스타일을!

마인드풀니스에 관심이 있어 일단 도전해 볼까 생각하는 분들이나 매일 시간을 내기는 좀 힘들 텐데……, 하고 생각하는 분에게나 꼭 권하고 싶은 것이 있다. 생활 속에 '마인드풀' 한 시간을 조금씩 만들어 가라는 것이다.

예를 들어 목욕할 때 욕조에 몸을 담근 채 이런저런 생각을 하지 않는가? 바로 이런 순간에 마인드 원더링이 깃든다. 이럴 때 의식적으로 그런 생각을 멈춰야 한다. 대신 목욕물이 따뜻해서 몸이 점점 따스해지면 마음속으로 '따뜻함, 따뜻함' 하면서 그 순간의 감각에 주의를 기울이면 된다.

통근, 통학, 산책 중에도 될 수 있으면 생각이란 것을 하지 않는다. 사계절의 변화가 풍경이나 들이쉬는 공기의 냄새에 가져다주는 변화, 내딛는 발걸음에서 전해지는 발바닥의 감각을 느끼는 시간으로 만든다. 식사 때도 맛과 향, 식감에 주의를 기울이면서 천천히 씹어 맛을 본다.

이런 정도만 해도 매일 조금씩 마인드풀한 시간이 늘어난다. 마인드 원더링이 확실하게 줄어들고 대신 왠지 기분 좋은 시간이 조금씩 많아질 것이다.

마인드풀니스를 하면 해마가 커진다고?

마인드풀니스가 스트레스를 감소시키는 효과를 보인다는 사실은 세계적으로 널리 알려져 있는데, 최신 연구에 따라 마인드풀니스를 계속하는 사람들의 몸 안에서 어떤 변화가 일어난다는 사실을 알게 되었다.

미국 하버드대학교 사라 라자(Sara Lazar) 부교수는 마인드풀니스와 뇌의 관계에 관한 연구로 주목받고 있다. 라자 박사는 마인드풀니스 스트레스 저감법을 8주 동안 실시한 16명의 뇌를 조사하던 중에 어떤 변화를 발견했다. 취재 중 그 변화를 보여 주는 뇌의 영상이 컴퓨터 모니터에 나타났을 때 나는 그만 오싹 소름이 끼치고 말았다. 그건 '해마'를 찍은 영상이었기 때문이다.

앞에서 설명했지만 스트레스가 쌓여 스트레스 호르몬인 코르티솔이 뇌에 많이 분비되면 이 해마의 신경세포가 손상된다. 일본 국립정신·신경의료연구센터 구누기 히로시 부장이 보여 주었던 우울병 환자의 뇌 영상이 머릿속에 떠올랐다. 뇌에 퍼진 벌레 먹은 듯한 검은 그림자는 해마가 위축되어 뇌에 만들어진 틈새였다. 그 해마에 변화가 일어났다는 것이다.

라자 박사는 해마 영상을 손가락으로 가리키며 담담하게 설명했다.

"이건 해마의 회백질이에요. 5퍼센트 늘어났습니다."

스트레스가 좀먹어 쭈그러들면 우울병으로 이어질 수 있다는 해마를 회복시킬 수 있는 가능성을 발견한 셈이다.

변화는 그뿐 아니었다. 마인드풀니스를 실시한 사람은 불안이나 공포에 반응해서 스트레스 호르몬을 분비하는 방아쇠 역할을 하던 '편도체' 일부가 약 5퍼센트 작아진다는 걸 알게 되었다. 어렸을 때 받은 큰 스트레스가 어른이 되었을 때 어떻게 영향을 미치는지 조사한 연구에서는 편도체가 커지는 경향을 보였다. 그 결과 사소한 스트레스에도 지나치게 반응하게 되고 스트레스에 약한 어른이 될 가능성이 지적되기도 했다.

하지만 마인드풀니스를 실시하면 그 편도체 일부가 작아

진다는 데이터가 나타났다는 이야기다. 그것은 스트레스에 대한 과민 반응이 억제된다는 사실을 뜻한다.

"마인드풀니스를 하면 뇌는 정말 변합니다. 마인드풀니스에는 아주 강력한 효과가 있어 많은 사람들의 스트레스를 줄일 수 있는 거죠."

라자 박사는 힘주어 말했다.

마인드풀니스를 하면 뇌 안에서 무슨 일이 일어나는가

소개한 라자 박사의 연구처럼 마인드풀니스를 둘러싼 뇌과학은 최근 매우 활발한 연구 영역이다. 명상을 통해서 뇌 안에서 일어나는 현상의 정체는 어떠한 것일까? 왜 스트레스 대책에 효과가 있는 걸까? 그런 의문을 풀기 위해 많은 과학자들이 뇌를 관찰하며 그 현상 해명에 도전하고 있다.

우리는 최근 설득력 있는 가설을 발표한 카네기멜론대학교의 데이비드 크레스웰(David Creswell) 부교수를 찾아갔다. 실험을 통해 조립한 그 가설은 '마인드풀니스의 정체란 무엇인가'를 설명하는 이론으로 주목을 받고 있다.

크레스웰 부교수는 마인드풀니스를 사흘 동안 실시한 그룹과 실시하지 않은 그룹을 만들고 다른 조건에는 변화가 없도록 해 신중하게 2주 동안 양쪽 뇌를 비교해 보았다. 그러면 단 3일을 다른 방법으로 지냈을 뿐인데 뇌 전두엽의 dlPFC(배외측전전두엽피질)라는 부분에 큰 차이가 나타난다는 사실이 밝혀졌다. 이 부분은 앞에서 설명한 dmPFC(배내측전전두엽피질)와 가까운 위치에 있으며 사고와 인지에 관계하는 중요한 부분으로 대뇌의 사령탑이라고도 불린다.

마인드풀니스를 실시하지 않은 사람들은 dlPFC의 활동이 약간 떨어졌지만 실시한 사람들을 보면 그 움직임이 크게 향상되어 있었다. 조사를 더 진행하니 마인드풀니스를 실시한 사람들은 dlPFC와 뇌 안의 여러 부분을 연결한 연합체 '디폴트 모드 네트워크'가 동기(同期)하여 활발하게 움직이는 모습을 볼 수 있었다.

이 디폴트 모드 네트워크는 뇌 이외의 부분이 적극적인 활동을 '하지 않을' 때 활발하게 움직인다고 하는 이상한 성질이 있다. 이 상태로 내버려 두면 의식이 과거나 미래로 쏠리는 마인드 원더링이 일어나기 쉽다는 사실이 알려져 있다. 이것이 의식 중추인 dlPFC와 동기하고 있다는 이야기는 디폴트 모드 네트워크나 마인드 원더링 상태가 dlPFC에 제대로 컨트롤되고 있다는 증거라고 생각할 수 있다.

한편 마인드풀니스를 실시하지 않은 사람들에게는 dlPFC와 디폴트 모드 네트워크의 동기가 보이지 않았다. 디폴트 모드 네트워크가 폭주해도 방치되는 상태였다.

이러한 실험 결과를 크레스웰 부교수는 다음과 같이 해설한다. dlPFC의 활동이 크게 향상되면 디폴트 모드 네트워크가 잘 컨트롤되어 그 지나친 활동이 억제된다. 그 결과 마인드 원더링이 억제되고 스트레스는 줄어든다.

명상을 잘하는 사람일수록 잡념이 없고 스트레스에 강해진다. 그런 마인드풀니스 경험자들의 실감을 뇌과학적으로 잘 설명한 가설이라고 평가받고 있다.

그러나 이 크레스웰 부교수의 해설만으로는 라자 박사가 지적한 해마가 회복되는 현상을 설명할 수 없다. 이 현상에는 전부터 다음과 같은 설명이 있었다.

뇌 안에서 도서관의 사서 같은 역할을 하는 해마는 인지와 사고를 관장하는 전전두엽피질이라는, 주문이 많은 고용주로부터 끊임없이 기록 제출을 요구받거나 새로운 정보를 보존하라는 명령을 받으며 부지런히 일한다. 그 때문에 전전두엽피질이 왕성하게 활동하고 있으면 해마는 만성적인 피폐 상태에 빠진다. 이런 이유로 해마가 위축되는 것으로 보인다.

그러면 마인드풀니스를 하면 무슨 일이 일어나는가?

전전두엽피질은 자기 호흡이나 주위의 기척에 주의를 기울이기 때문에 그동안만은 해마에 명령을 내리지 않게 된다. 덕분에 해마는 잠시 휴식을 취할 수 있고 피로도 회복한다. 그 결과 위축되었던 해마가 회복된다고 한다. 또한 전전두엽피질의 요구에 응할 필요가 없을 때 해마는 도서관에 흩어진 기억을 취사선택하거나 정리하는 작업을 할 수 있게 된다.

마인드풀니스를 실시하면 기억력이 향상된다는 사실은 실험을 통해 관찰되었는데 이 가설은 해마의 회복이나 기억의 정리 같은 것이 그런 사실을 뒷받침하는 것으로 본다.

크레스웰 부교수는 실험에서 이끌어 낸 마인드풀니스의 이해와 그 설명을 어떻게 연결시킬까? 해마는 디폴트 모드 네트워크를 구성하는 한 요소이며 dlPFC는 전전두전엽피질의 일부분이다. 그래서 뇌에서 일어나는 하나의 현상을 다른 각도에서 설명하는 것에 불과할지도 모른다.

어쨌든 마인드풀니스가 한창일 때는 뇌의 여러 부분이 평소와 다른 움직임을 보이며 그게 대부분의 경우 뇌에 좋은 변화를 일으키고 있다는 사실은 틀림없는 정설이 되어 가고 있다.

마인드풀니스는 몸 안의 염증을 억제한다

내친김에 마인드풀니스에 관한 최신 연구 성과를 소개하기로 한다. 마인드풀니스는 우리 몸 안에서 상상도 못했던 마이크로 세계의 변화를 일으키고 있다는 사실을 알게 되었다는 내용이다.

위스콘신대학의 리처드 데이비슨(Richard J. Davidson) 교수는 『타임』지의 '세계에서 가장 영향력 있는 100인'에 뽑힌 적이 있는 과학자다. 명상할 때 뇌의 상태를 계측하는 등의 방법으로 심리학, 정신의학의 새로운 분야를 개척해 왔다. 그리고 지금까지 발표한 마인드풀니스에 관한 연구로도 현재 세계적인 주목을 받고 있다.

"우리는 어떤 유전자의 움직임을 억제할 수 있다는 사실을 발견했습니다."

데이비슨 교수가 발견한 것은 마인드풀니스에 의한 유전

자 'RIPK2' 등의 변화다. RIPK2란 만성적인 염증에 관계하는 것으로 알려졌다.

우리 몸 안에서 작은 염증이 계속되면 그것이 비만이나 동맥경화의 원인이 되고 노화를 진행시키기도 한다는 사실이 최근 연구를 통해 밝혀지고 있다. 데이비슨 교수의 연구에서는 마인드풀니스를 실시하면 이 RIPK2의 작용이 떨어진다는 사실을 알게 되었다. 만성 염증에 관계하는 유전자의 움직임이 저하되었다는 이야기는 마인드풀니스가 몸의 균형이 무너지는 것을 억제하는 역할을 하고 있을 가능성이

유전자 RIPK2의 움직임

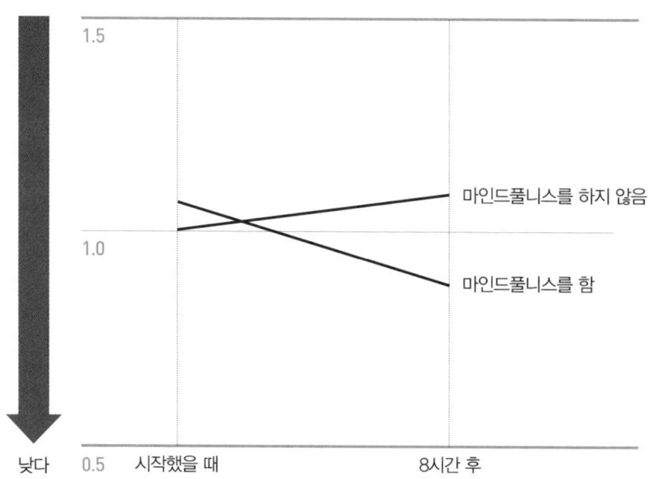

있음을 뜻한다.

나아가 마인드풀니스를 실행한 사람은 RIPK2의 움직임이 떨어져서 스트레스 호르몬인 코르티솔 값이 일찍 정상으로 회복된다는 사실도 확인했다. 데이비슨 교수는 새 발견이 얼마나 놀라운 사실인지 이렇게 설명했다.

"이걸 발견했을 때 너무 흥분했죠. 대단한 것은 순수한 정신 트레이닝만을 통해 이런 결과를 얻었다는 사실입니다. 이게 의미하는 것은 매우 중요하죠. 마인드풀니스는 공중위생에서 큰 도움이 될 거라고 생각합니다."

스트레스 때문에 망가진 뇌도 마인드풀니스를 통해 정상적인 상태로 되돌릴 가능성이 있다는 사실을 최신 과학이 밝혀 주고 있는 것이다.

주문형 스트레스 대책법

지나치게 쌓이면 때로 목숨을 앗아 가기도 하는 킬러 스트레스. 최신 과학은 그 자세한 메커니즘을 밝혀 내고 코핑이나 마인드풀니스 등의 스트레스 대책을 이끌어 내 그것을 습득하는 방법도 가르쳐 주었다. 어느 것부터 시도해야 좋을지 몰라 망설일지도 모르지만 우선 '양쪽'을 조합해 보시기 바란다.

우리는 사회생활을 하다 보면 어쩔 수 없이 힘겹게 버텨내야 하는 순간이나 시기가 있다. 기를 쓰고 일을 하고 온 힘을 다해 집안일을 처리하고 뼈가 휘어지도록 아기를 키우거나 간병해야만 하는……. 그런 나날을 보내면서도 아무 말 없이 지내는 '버티기 스트레스'에는 코핑으로 대응해 보시기 바란다. 자신의 스트레스 상황에 맞춰 꼼꼼하게 대처하는 것이 중요하다.

그러나 애써 코핑을 계속하다 보면 어느 순간 한계가 온다. 한계에 이르는 것을 미리 막기 위해서 효과 있는 것이 마인드풀니스다. 과거나 미래에 얽매이지 말고 지금 이 순간에 신경을 쓰는 시간을, 습관적으로 일상생활 속에서 마련해 보기 바란다.

코핑과 마인드풀니스 양쪽 모두를 균형 있게 조합해 무리가 없는 범위 안에서 계속하면 스트레스는 확실하게 줄어들 것이다. 자기에게 맞는 '주문형 스트레스 대책'이야말로 우리의 삶을 지탱해 주게 될 것이다.

[제7장]

우리 아이들을 스트레스로부터 지키자

스트레스 대처 능력에 차이가 나는 이유는
유전이나 사고방식 등 몇 가지 요인을 꼽을 수 있는데
그 가운데서도 '태어나고 자란 환경',
특히 '어렸을 때 당한 심한 스트레스 체험'이
어른이 된 뒤에도
스트레스 내성에 영향을 미친다.
어린이들이 받는 스트레스를 가볍게 여겨
제대로 대책을 세우지 않으면
그 영향이 어른이 되어서도 이어진다는
충격적인 사실이
최신 연구를 통해 증명되었다.

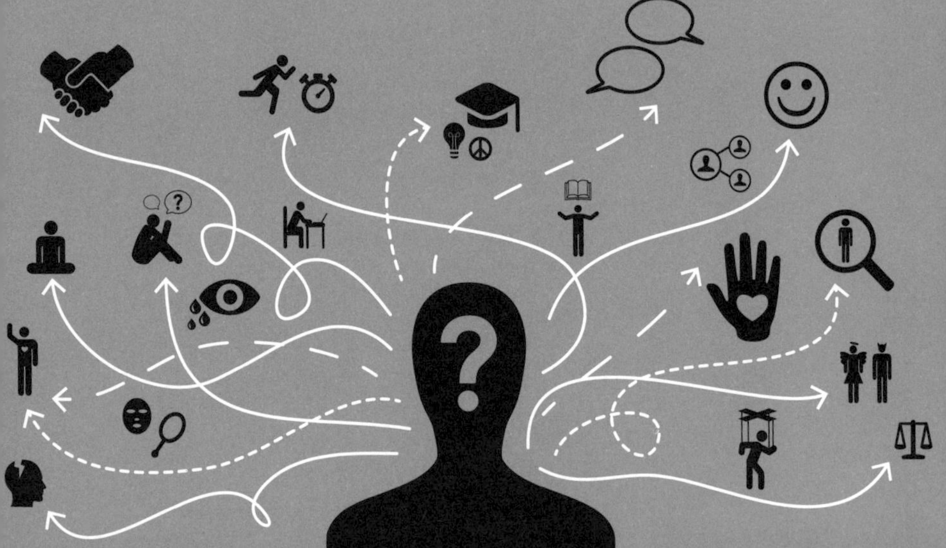

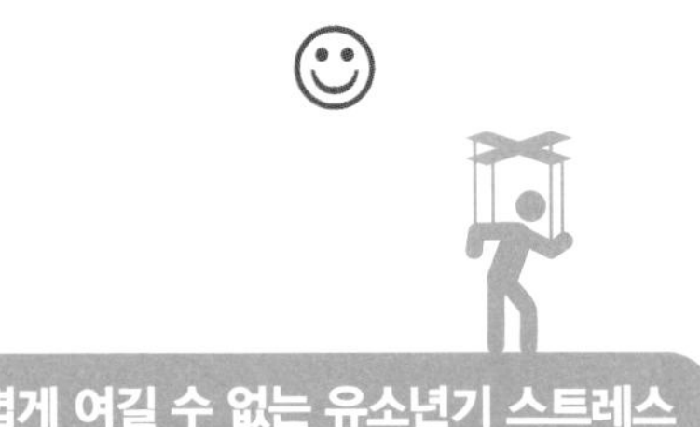

가볍게 여길 수 없는 유소년기 스트레스

그런데 지금까지는 한창 일하는 사람, 육아와 가사를 맡은 사람의 구체적인 사례를 기본으로 우리가 하루하루 직면하는 스트레스를 여러 각도에서 살펴보았다. 스트레스가 어떻게 몸과 마음에 병을 일으키는지, 그리고 그 예방과 대책을 위해서는 어떤 방법이 효과적인지. 세계의 최신 과학이 거둔 성과를 통해 스트레스에 맞서기 위한 확실한 방법을 살펴본 셈이다.

그렇지만 우리는 취재를 통해 누구도 가볍게 여길 수 없는 중요한 과제가 있다는 사실을 깨달았다.

'어린이 스트레스'다.

'스트레스에 강한 사람과 약한 사람'을 나눌 때 그 차이를 결정하는 요인이 무엇이었는지 다시 떠올리기 바란다. 제2장에서 소개한 바와 같이 스트레스 대처 능력에 차이가 나는 이유는 유전이나 사고방식 등 몇 가지 요인을 꼽을 수 있는데 그 가운데서도 '태어나고 자란 환경', 특히 '어렸을 때 당한 심한 스트레스 체험'이 어른이 된 뒤에도 스트레스 내성에 영향을 미친다.

어린이들이 받는 스트레스를 가볍게 여겨 제대로 대책을 세우지 않으면 그 영향이 어른이 되어서도 이어진다는 충격적인 사실이 최신 연구를 통해 증명되었다.

영향이 오래 남는 어린 시절에 받은 스트레스

제1장에 등장한 워싱턴대학교의 라이언 보그던 박사는 뇌과학 관점에서 유소년기 스트레스의 영향을 이렇게 충고한다.

"인생의 이른 시기, 즉 어린 시절에 불운한 경험을 한 사람들은 공포나 불안에 대한 스트레스 반응이 커지는 경향이 있습니다."

어린 시절에 당한 심한 스트레스라고 하면 학대, 집단 따돌림, 방치 같은 것을 생각할 수 있다.

보그던 박사는 피실험자가 어린 시절에 어떤 체험을 했는지 조사해 그걸 점수로 환산해 '어린 시절에 받은 스트레스의 양(量)'으로 집계했다. 동시에 피해자의 편도체 반응을 조사해 보니 어린 시절에 받은 스트레스의 양이 많은 사람일수록 어른이 되어서도 편도체가 쉽게 반응을 했다는 것이다.

"불안과 공포라는 자극에 편도체가 더욱 민감하게 반응하더군요. 실제로 받는 스트레스 이상으로 더 큰 스트레스 반응, 긴 스트레스 반응을 일으키고 맙니다."

어렸을 때 큰 스트레스를 겪은 것만으로도 괴로운데 어린이 되어서까지 그 영향이 남아 있다니 이 얼마나 안타까운 일인가.

어렸을 때 받은 스트레스는 우리가 살아가는 사회의 미래와 관계되는 문제라고도 할 수 있을 것이다. 이 책 맨 마지막에 스트레스는 어떻게 해서 어린이에게 나쁜 영향을 미치는지, 그 구체적인 메커니즘을 밝힌다. 그리고 그 영향에서 어떻게 아이들을 지킬 것인지 대책을 소개하겠다. 어린이를 지키려는 뜻을 지닌 연구자들이 여러 방책을 이용한 확실한 효과를 보고하고 있다.

뇌의 보상 체계가 작동하지 않게 된다

보그던 박사의 연구팀은 어렸을 때 받은 스트레스의 영향이 왜 어른이 되어서까지 남아 있는지, 그 메커니즘을 해명하려고 노력했다. 그래서 떠오른 것이 '보상 체계(reward system)'라고 불리는 뇌의 시스템이다.

"보상이란 사람에게 쾌감을 주는 겁니다. 예를 들면 맛있는 음식, 돈, 섹스 같은 것들이죠. 보상 체계는 이런 쾌감을 주는 것을 추구하는 의욕을 우리들에게 부여합니다."

뇌 안에 있는 보상 체계의 작동에는 또 편도체가 깊숙하게 관계한다고 한다.

"점심 식사를 맛있게 하면 즐겁기 때문에 보상받은 기분이 들 겁니다. 마찬가지 예를 들면 사람들 앞에서 연설을 할 때도 이야기가 다 끝나면 마음이 놓일 겁니다. 사람은 힘든 일이 끝나면 보상받은 기분이 들죠. 어느 경우에라도 보상 체계가 작동합니다. 그러나 어린 시절에 심한 스트레스를 겪은 사람은 이 작동에 악영향을 받게 됩니다."

보통 뇌의 보상 체계가 작동하면 스트레스 반응이 잘 일어나지 않는다. 일어난다고 해도 그 반응을 서둘러 수습하게 된다. 스트레스의 폭주에 브레이크를 걸어 주는 것이다. 거꾸로 이 보상 체계의 기능이 떨어지면 스트레스 반응이 커지거나 장기화된다. 어린 시절 심한 스트레스를 받으면 이 제동장치가 제대로 작동하지 않게 된다.

보그던 박사는 이렇게 말을 이었다.

"중요한 점은 어린 시절에 어떤 스트레스를 받았는지에 신경을 쓰지는 않는다는 겁니다. 스트레스에 대처하는 방법을 배우는 거죠. 보상을 인식하도록 가르치기는 힘들죠. 하지만 스트레스의 원인이나 스트레스 자체에 대처하는 방법은 배울 수 있어요. 이건 누구나 다 배워야 할 일이라고 저는 생각합니다."

마지막으로 보그던 박사 자신의 스트레스 해소법을 물어보니 입구 근처 벽을 가리켰다. 거기에는 가장행렬에라도 나선 듯한 차림을 한 여자아이와 여성의 사진이 붙어 있었다.

"핼러윈 때 찍은 아내와 딸 사진입니다. 가족사진을 보면 마음이 차분해지죠."

그렇게 말하는 보그던 박사는 표정까지 부드러워졌다.

악수를 나누고 워싱턴대학교를 나온 뒤, 보그던 박사와는 다른 각도에서 스트레스가 어린이에게 미치는 영향에 관한 연구를 하고 있는 연구자를 만나기로 했다. 그 연구자가 조사하고 있는 것은 '유전자'와의 관계다.

스트레스가 유전자를 노화로 이끈다?

우리는 미국 서해안에 있는 도시 샌프란시스코에서 고속도로를 타고 건너편에 있는 버클리로 향했다. 취재 약속이 되어 있는 인물은 그렉 밀러(Greg Miller) 교수였다. 그는 시카고에 있는 노스웨스턴대학교에서 스트레스와 건강에 관한 연구를 하고 있다. 캘리포니아대학교와 공동으로 연구하기 때문에 지금은 버클리에 장기 체류하는 중이다.

밀러 교수는 아직 밝혀지지 않은 스트레스의 영향에 대해 연구하고 있었다. 스트레스가 유전자에 미치는 영향이다. 스트레스와 유전자의 관계를 살펴보았더니 스트레스가 많은 사람은 유전자의 변화가 진행되고 있었다는 것이다. 게다가 유전자의 변화는 어린 시절에 받은 스트레스의 영향으로 보인다고 했다. 대체 어떤 영향일까?

밀러 교수의 대답은 '노화'였다.

"세포의 나이와 실제 나이의 차이를 측정할 수 있는데 그 차이에 스트레스가 관계한다는 사실이 여러 연구를 통해 밝혀지고 있죠. 심각한 스트레스를 장기간 받은 사람은 실제 나이보다 세포 나이가 훨씬 나이 든 상태인 경우가 많습니다."

밀러 교수는 이렇게 말하더니 유명한 사람의 예를 들었다.

"이 나라에서는 오바마 대통령이 자주 화제에 오릅니다. 대통령의 실제 나이는 젊은데 같은 나이인 다른 사람에 비하면 흰머리가 많고 머리숱도 적어 보이죠."

아마 우리가 쉽게 이해할 수 있도록 오바마 전 대통령을 예로 들었으리라. 오바마 대통령의 성장 과정을 잘은 모르지만 큰 나라를 책임진 스트레스 때문인지 취임 때와 비교하면 흰머리가 상당히 많아졌다.

같은 나이인 사람들과 비교했을 때 세포가 더 노화되었는지 어떤지는 유전자를 구성하는 DNA의 '메틸화'라고 불리는 변화를 살펴 추정할 수 있다. 메틸화란 말하자면 유전자의 '노화 상태'이며 밀러 교수는 이 메틸화를 지표로 스트레스가 끼치는 영향을 조사했다.

빈곤이 가져다주는 스트레스

밀러 교수의 연구팀은 연구 대상으로 조지아주에 사는 경제적으로 어려운 가정의 어린이들에 주목했다. 아프리카계 미국인 어린이들이 중심이었다.

"경제적인 어려움 때문에 스트레스를 받는 어린이들의 건강에 어떤 영향이 있는지 세포 상태와 질병을 관련지어 밝히고 싶었죠."

연구에는 10년이 넘는 세월이 걸렸다. 공동 연구자인 조지아대학교의 연구자들은 11-12세 무렵부터 어린이들을 추적 조사해 2년마다 면접을 거듭했다.

현재 조사 대상 어린이들은 20대 중반이 되었는데 라이프스타일, 가정환경, 가족과의 관계, 건강 상태 등은 당연히 각자 다르다.

조사 결과 유전자의 노화에서 다른 요인이 발견되었다고 한다.

밀러 교수는 이렇게 설명한다.

"심각한 인종 차별을 지속적으로 받은 아이들은 면역세포 유전자의 메틸화가 진행되어 있었습니다. 가정 밖의 인종 차별로 인한 스트레스와 사회적인 지원을 받지 못하는 가정환경에 의한 스트레스가 조합되어 유전자의 노화 속도를 빠르게 하는 거죠."

또 빈곤 지역에서 공부에 힘써 대학 진학을 목표로 삼은 어린이들에 관한 조사에서는 실망스러운 사실도 드러났다. 주위 환경에 여러 가지 어려움이 있는데도 학교에서 좋은 성적을 받고 문제도 일으키지 않아 대학에 진학한 이들의 유전자를 조사한 결과 일반적인 동세대 젊은이들에 비해 1.5-3년 노화가 진행되어 있었다. 그들이 지금까지 살아온 인생의 길이를 생각하면 노화가 진행된 기간은 상당히 긴 세월이었다는 사실을 알 수 있다.

이 유전자의 노화란 대체 무엇을 뜻하는가?

밀러 교수에 따르면 50대, 60대가 되었을 때 노화와 함께 건강 문제로 이어질 가능성이 있는 것으로 예상된다고 한다. 심장 발작이나 뇌졸중, 당뇨병, 암 같은 병에 걸릴 위험성이 높다.

미국의 빈곤 지역에서는 약물이나 폭력 등에 물들지 않고 성장하기가 매우 어렵다. 그런 가운데 남보다 더 많은 노력을 해 대학에 진학했지만 새로운 환경에 쉽게 적응하지 못하고 진학자가 적은 고향에서도 일종의 소외감을 느끼는 젊은이는 "나는 허공에 뜬 상태다"라고 대답했다.

밀러 교수는 이런 정신 상태야말로 심각한 스트레스를 낳지 않겠는가 걱정하고 있다. 이 결과를 독자 여러분은 어떻게 받아들일까?

커뮤니케이션 능력이 스트레스에 강한 사람으로 만든다

어린이 스트레스가 미치는 영향이 밝혀지면서 어린이를 지키기 위한 연구도 성과를 거두기 시작하고 있다.

몸과 마음이 자라나는 과정에 있는 어린이들은 주변 인간관계나 여러 사건들로부터 쉽게 영향을 받는다. 그건 결국 심한 스트레스에 노출될 가능성이 있거나 이미 심한 스트레스를 받은 어린이들이라고 해도 제대로 된 스트레스 예방법이나 대책을 이용하면 그 효과를 충분히 기대할 수 있다는 이야기이기도 하다.

어린이들을 스트레스로부터 지키려는 과학자들의 연구 가운데 효과가 크다고 보고된 것들을 소개한다.

밀러 교수와 공동 연구를 하는 조지아대학교 연구팀이 어린이들의 스트레스 대책으로 주목하는 것이 '가족 커뮤니케이션'이다.

실험 대상자는 시골 마을에 사는 아프리카계 미국인 11세 어린이들이다. 아버지와 어머니 또는 조부모 한 명에게 1주일에 한 차례씩 7주간에 걸쳐 학교로 오라고 해서 어린이들과 함께 커뮤니케이션을 잘하는 방법, 인종 차별, 마약 등의 약물, 청소년 비행 문제를 생각하고 공부할 기회를 만들었던 것이다. 결국 부모와 어린이가 함께 까다로운 문제를 두고 대화를 나누고 해결하는 방법을 찾아보는 트레이닝을 한 것이다.

그리고 8년 뒤, 어린이들이 19세가 되었을 때 트레이닝을 한 그룹과 하지 않았지만 도움말이 실린 책자를 보내 준 그룹을 비교했다. 그랬더니 트레이닝을 한 그룹에서는 염증 반응이라고 불리는 신체 반응이 아주 낮은 상태였다. 즉 스트레스의 악영향이 억제된 것이었다. 밀러 교수는 말한다.

"염증 반응 수준이 높으면 나중에 당뇨병, 뇌졸중, 심장병, 암 등으로 이어질 위험성이 있습니다. 가족과 함께 커뮤니케이션 방법을 익히면 그런 위험을 막을 수 있다는 설득력 있는 증거죠."

역시 어린이를 지키는 요새는 가정이다. 동시에 가정이 어린이에게 주는 스트레스는 친구들과의 대립이나 학교에서 일어나는 문제보다 훨씬 크다는 사실도 밝혀졌다. 밀러 교수는 이렇게 설명한다.

"가정환경이 인생의 갈림길입니다. 가족들 사이에 유대감이 튼튼하면 어린이들의 건강을 돕게 되죠. 반대로 사이가 좋지 않으면 어린이의 행복이나 건강에 상처를 입히게 되죠."

어린이들을 스트레스로부터 지키기 위해서는 가족들이 자주 커뮤니케이션하는 것이 중요하다는 사실을 널리 알려야 할 것이다.

어린이 대하는 법을 배운다

어린이를 스트레스로부터 지키기 위해 가족 사이의 커뮤니케이션에 주목하는 연구는 밀러 교수 말고도 널리 이루어지고 있다.

뉴욕주립대학교는 어린이 방임이나 학대 위험이 있는 가정에 직접 개입해 어린이를 대하는 방법을 전하기 위해 실천적인 특별 프로그램을 만들고 있다. 이렇게 해서 육아에 개입한 가정의 어린이들은 스트레스 반응에 변화가 나타난다는 사실을 알게 되었다.

뉴욕 빈민 지역에서는 어린이 방임이나 학대 같은 심한 스트레스에 노출된 채 자라나는 어린이들이 있다. 이 대학교 스토니브룩 캠퍼스의 크리스틴 버나드(Kristin Bernard) 박사를 비롯한 연구팀은 빈곤 지역에 사는 어린이 115명을 조사해 심한 스트레스에 노출된 어린이들의 스트레스 호르몬 코

하루 동안 유아의 코르티솔의 변화

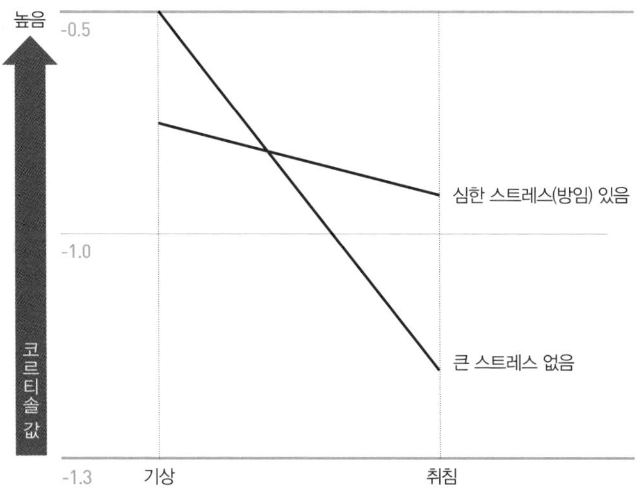

르티솔 값에 변화가 나타나고 있다는 사실을 지적했다.

일반적으로 코르티솔이라는 스트레스 호르몬은 아침에 잠에서 깼을 때 가장 많이 분비되고 잠자리에 들 시간까지 차츰 적어지는 게 정상적인 리듬이다. 그러나 심한 스트레스를 겪은 어린이는 아침에 잠에서 깼을 때부터 밤에 잠이 들 때까지 코르티솔 수치가 거의 변화를 보이지 않아 정상적인 리듬과 크게 다르다는 사실을 알게 되었다고 한다. 말하자면 코르티솔의 분비를 제대로 조절할 수 없게 되었음을 뜻하며 심한 스트레스를 받는 상황이라고 할 수 있다.

버나드 박사를 비롯한 연구원들은 어린이의 스트레스를 줄이기 위한 연구에 착수했다. 그 대상은 어린이들이 아니라 어머니나 아버지다. 부모와 자녀의 커뮤니케이션을 개선하여 스트레스를 줄인다는 방법이 얼마나 효과를 거둘지 빈곤 지역에 사는 부모와 자녀를 통해 검증하고 있는 것이다.

어떤 방법일까? 빈곤 지역을 방문한다는 연구 그룹의 육아 코치 현장을 우리도 따라갈 수 있게 되었다.

육아 지원 프로그램

차에서 바라보는 동네는 포장이 엉망인 도로에서 피어오르는 먼지가 자욱했고 벽에 그려진 그림은 군데군데 벗겨져 왠지 황량한 분위기를 풍겼다. 마을 한 모퉁이에 있는 낡은 공동주택에 도착하자 주차장 방범 벨이 망가져 요란한 소리가 계속 울려 대고 있었다.

"아이들 키우는 법을 가르쳐 달라"고 연락해 온 여성은 이 공동주택 한 칸에 살고 있었다. 공기조절 장치가 제대로 작동하지 않는 단칸방은 땀이 흥건해질 정도로 푹푹 쪘다. 어른도 견디기 힘들 환경에서 생후 8개월짜리 아기가 우는 건지 웃는 건지 알 수 없는 무표정한 눈을 크게 뜨고 있었다.

아기 어머니는 어린 시절에 아프리카에서 건너와 양부모들 슬하를 전전하다가 두 차례 자살 미수를 경험했다. 부모로부터 애정을 느낀 경험이 없고 자세한 이야기는 하지 않았지만 힘든 어린 시절을 보냈을 게 틀림없었다. 그 결과 자기 아기가 태어났는데도 어떻게 대해야 좋을지 몰라 멍하니 지냈다고 한다. 그 영향이 아기에게 미칠 거라는 사실은 쉽게 짐작할 수 있었다.

"이 아이는 감정을 드러내는 일이 거의 없어요. 울지 않는 아이가 되어 버렸네요."

아기 어머니가 말했다.

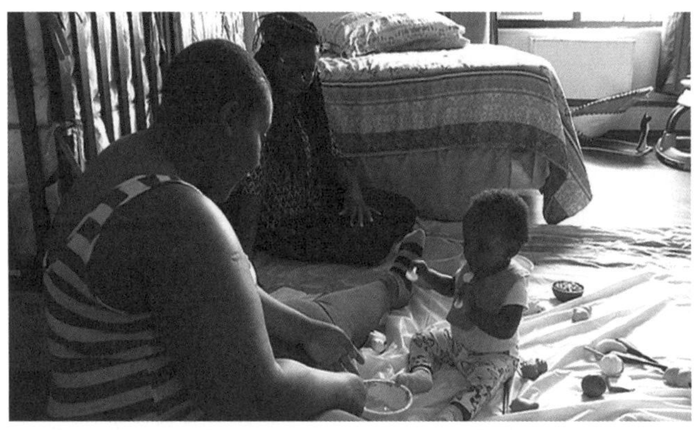

▲육아에 불안을 느끼는 부모를 도와 어린이의 스트레스를 줄이는 프로그램.

연구팀은 부모와 자식이 커뮤니케이션을 원활하게 하여 어린이가 심한 스트레스를 느끼지 않도록 지원한다. 10주 동안의 특별 프로그램을 준비하고 있다. 이 프로그램을 위해 육아 코치가 일주일에 한 번 집을 방문한다.

취재 당일은 육아 코치가 지켜보는 앞에서 부모와 아기가 함께 놀거나 과자를 만들기도 하는 프로그램을 순조롭게 진행해 갔다. 그런 가운데 육아 코치는 아기 어머니에게 아기를 대하는 방법을 구체적으로 알려주었다.

예를 들면 아기가 장난감을 잡으면 마찬가지로 장난감을

큰 스트레스를 받은 아기의 변화(3개월 뒤)

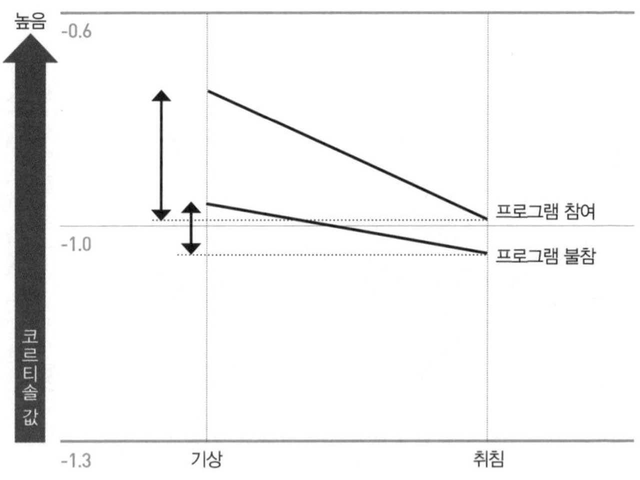

집어 들고 아기가 무엇인가를 입에 넣으면 "맛있어요?"라고 말을 걸기도 하며 어머니가 아기의 동작을 따라가도록 한다. 그 목적은 아기에게 자기 행동이나 감정이 부모에게 제대로 전달되고 있으며 커뮤니케이션을 통해 상대와 의사소통을 할 수 있다고 가르쳐 주는 것이다. 스트레스를 줄이면서 동시에 뇌의 발달을 촉진하는 효과를 기대할 수 있다고 한다.

처음에는 긴장해서 표정이 굳었던 아기 어머니의 표정은 도움말을 들으며 조금씩 부드러워졌다. 육아 코치도 1분에 한 번은 아기 어머니를 칭찬하며 적극적으로 아기와 커뮤니케이션하도록 했다. 그 결과 프로그램이 끝날 무렵에는 감정을 거의 드러내지 않았던 아기가 조금씩 소리를 내거나 칭얼거리기도 하게 되었다.

이 시도의 효과는 프로그램을 받은 아기들의 코르티솔 분비 리듬에 또렷하게 나타났다. 조금 전 보았다시피 빈곤 지역 어린이들 대부분은 아침에 눈을 떴을 때부터 밤에 잠자리에 들기 전까지 코르티솔 분비 수치는 거의 변하지 않았으며 코르티솔 리듬을 제대로 조절하지 못하는 상태였다. 그렇지만 프로그램을 받은 어린이들은 아침부터 밤까지 코르티솔 수치가 떨어지는 정상적인 리듬에 가까워졌다. 확실한 효과가 확인된 것이다.

사람들 사이의 유대가 스트레스를 줄인다

연구를 주도하는 버나드 박사는 이렇게 말했다.

"발육에 중요한 것은 사람과 사람 사이의 유대를 맺는 일이에요. 주위 환경이 그걸 도우면 어린이들을 심각한 스트레스의 악영향에서 구할 수 있죠."

당연한 이야기지만 어린이 혼자 힘만으로 스트레스의 충격에서 회복하기는 어렵다. 심한 스트레스를 겪은 어린이들을 지키는 일에는 주변 어른들의 도움이 반드시 필요하다. 뉴욕주립대학교의 연구는 스트레스를 받은 어린이뿐만 아니라 육아에 지친 부모에게도 중요한 의미가 있음을 보여 준다.

사람과 사람 사이의 커뮤니케이션 방식을 바꾸는 일이 스트레스 대책과 관계가 있다. 즉 우리 스스로가 주위의 누군가의 스트레스를 완화시키는 존재가 될 수 있다는 뜻이다. 주위를 둘러보면 웃지 않는 어린이나 침울하게 가라앉은 그 부모처럼 심각한 스트레스로 고통을 받는 사람이 있지 않은가? 만약 힘들어 하는 사람이 있다면 슬쩍 말을 걸어 주자.

그 행동은 우리 사회의 미래를 바꾸는 일이 될지도 모른다.

어린이를 스트레스로부터 지키는 시도 중 마지막으로 심한 스트레스를 겪은 어린이에게서 그 영향을 제거하는 연구를 소개하기로 한다. 상처 입은 어린이의 미래를 지키기 위해 의사나 임상심리사가 실제로 활용하기 시작한 방법이다.

어린이의 트라우마를 지우는 시도

그 열네 살 소녀는 인사를 하더니 방긋 예쁜 웃음을 지었다. 풍성한 갈색 머리카락에 서늘한 눈매가 인상적이었다.

미국 네브래스카주의 애착·트라우마 센터에서 취재에 응해 준 소녀는 친아버지가 오빠와 동생을 학대하는 모습을 목격하고 깊은 마음의 상처를 입었다. 그 때문인지 작은 스트레스에도 울음을 터뜨리거나 누워 버리기도 하며 과잉 반응을 일으키게 되었다고 한다.

집단 따돌림이나 학대 같은 심한 스트레스는 트라우마가 되어 뇌에 남아 그게 오랜 세월에 걸쳐 악영향을 끼친다. 이런 트라우마를 해소할 수 있는 방법 가운데 하나가 WHO에서 권장하는 심리요법(EMDR: Eye Movement Desensitization and Reprocessing)이다. 소녀는 이 애착·트라우마 센터에서 전문 심리사의 치료를 받고 있었다.

상담실에는 좌우로 움직이는 빛을 점으로 표시하는 특별한 장비가 설치되어 있었다. 소녀는 그 빛을 눈으로 좇으며 안구를 좌우로 움직이는 운동을 하고 있었다. 이 운동을 통해 뇌를 자극하고 동시에 쓰라린 트라우마의 기억을 떠올리면서 전문 심리사와 대화를 나눈다. 그 일련의 흐름에는 트라우마를 '평범한 기억'으로 변화시키도록 촉진하는 효과가 있는 것으로 보인다.

바로 앞에서 오빠와 동생이 학대당하던 때의 기억을 떠올리는 소녀에게서는 점점 표정이 사라지고 눈동자에 어두운 그늘이 드리웠다. 심리사가 조용히 물었다.

"무얼 느끼니?"

"분노를 느껴. 오빠와 동생을 지켜 주지 못한 예전의 나를 꾸짖고 있어. 어쩌면 좋을지 모르겠어서……."

소녀는 간신히 목소리를 짜내 대답했다.

심리사가 소녀의 눈동자를 가만히 바라보며 부드러운 목소리로 말을 걸었다.

"저어, 그때 네가 그걸 말릴 수 있었을까? 자기 자신을 책

망하면 안 돼. 넌 아주 어린아이였어."

치유를 진행하는 소녀에게 변화가 나타났다. 빛을 좇아 좌우로 움직이던 눈동자에서 굵은 눈물이 흘러내렸다.

심리사가 다시 물었다.

"무얼 느끼니?"

소녀는 천천히, 하지만 또렷하게 자기 생각을 밝혔다.

"행복해지고 싶어. 두려워하면서 살기는 이제 싫어……."

내 잘못이 아니었다. 소녀는 차츰 그렇게 생각하고 있었다. 이처럼 EMDR은 다시 떠올리기도 괴로운 기억을, 지나간 일로 받아들이도록 만드는 작용을 하는 심리요법이다.

자세한 메커니즘은 밝혀지지 않았지만 일반적인 카운슬

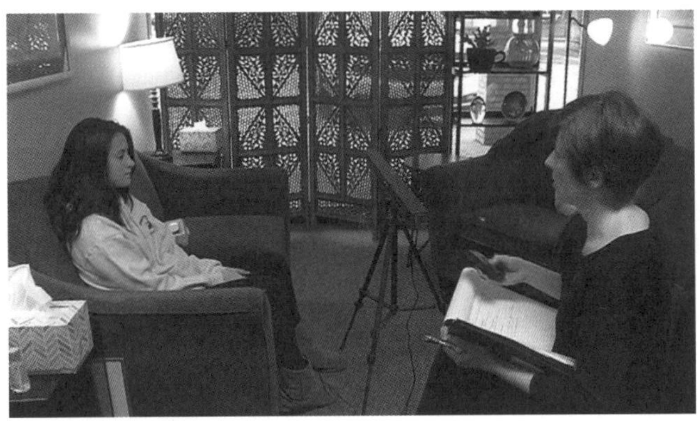

▲EMDR을 받는 소녀와 심리사 웨셀만 씨.

링보다 짧은 기간에 효과를 얻을 수 있다고 알려져 요즘 임상 현장에서 빠른 속도로 퍼지고 있다.

소녀를 치료하는 심리사 데브라 웨셀민(Debra Wesselmann) 씨는 이렇게 말한다.

"EMDR로 스트레스에 의한 트라우마를 상당히 제거할 수 있어요. 평범한 생활로 돌아갈 수도 있을 거라고 생각합니다."

6개월 치료를 계속한 결과 편안한 기분을 느낄 수 있게 되고 스트레스에 대한 과잉 반응도 거의 보이지 않게 되었다고 한다. 이날 치료를 마친 소녀에게 효과를 물어보았다.

"EMDR 치료는 머릿속에 깊숙하게 들어오는 느낌이라 머리가 개운해져요. 스트레스는 상당히 줄어들었어요."

이렇게 말하며 방긋 웃는 표정에는 확실히 밝은 미래를 느끼게 하는 무엇인가가 있었다.

서둘러야 할 어린이들에 대한 스트레스 대책

스트레스에서 어린이들을 지키려는 연구는 점점 널리 퍼지고 있다. 일본에서도 같은 생각을 지닌 연구자들이 많다.

제2장에서 소개한 후쿠이대학의 도모다 아케미 교수는 심한 스트레스를 겪은 어린이들의 회복에 효과적인 호르몬이나 생활환경 개선, 뇌의 회복에 관계된 연구를 진행하고 있다.

또한 도쿄대학의 다키자와 류(滝沢龍) 박사는 대규모 추적 데이터 해석을 통해 어렸을 때 겪은 심한 스트레스는 성인이 된 뒤에도 오래 영향을 미치기 때문에 카운슬러나 정신과 치료 같은 멘탈 헬스 관련 사회적 비용을 늘려야 할 필요가 있다는 상세한 보고를 준비하고 있다. 어린이들에게 조기 스트레스 대책을 실시하지 않으면 사회적으로 큰 손실을 보게 될 거라는 제언이다.

영국이나 미국에서는 이미 사회복지 개선을 위한 구체적인 논의가 시작되었다. 다양한 입장의 과학자들에 의해 어린이를 지키는 것이 얼마나 중요하고 필요한 일인지 지적하고 있다.

도모다 교수를 취재할 때 심한 스트레스가 어린이들에게 미치는 영향에 대해 아주 인상 깊은 이야기를 들었다. 심한 스트레스 때문에 생기는 이른바 '뇌 손상'은 보기에 따라 스트레스 환경에 대한 적응인 것으로 볼 수 있다는 것이다. 슬픈 적응이고 마음 아픈 진화다. 그리고 도모다 교수는 이런 말로 취재를 마무리했다.

"뇌가 입은 상처는 치유할 수 없는 상처는 아니에요. 치유할 수 있는 상처를 이른 시기에 제대로 치유할 필요가 있습니다. 문제는 어린이들이 놓인 세계이지 어린이들 잘못은 없습니다."

후쿠이 취재를 마치고 이동하기 위해 올라탄 특급 열차는 황혼을 헤치고 밤을 향해 달렸다. 열차 안에는 넥타이를 느슨하게 풀고 멍하니 맥주를 마시는 사람, 고개를 숙이고 자는 사람 등 하루를 넘긴 사람들의 조용한 숨소리가 들려오고 있었다. 그런 공간에서 나는 '애당초 어린이들의 스트레스는 어디서 생겨나는 걸까?' 하는 생각을 하고 있었다.

어린이들은 집이나 학교 등 어른이 마련한 환경에서 생활한다. 그런 가운데 학대나 방임, 집단 따돌림 등 어린이가 심한 스트레스를 겪을 경우 그 원인 대부분은 어린이를 둘러싼 어른들에게 있다고 해야 하지 않을까?

그렇지만 어린이들을 지켜야 할 어른이 어린 시절에 받은 상처 때문에 지금도 트라우마를 안고 있을 가능성도 있다. 그리고 현대사회를 살아가는 누구나 매일 스트레스를 받으며 '킬러 스트레스'의 위협에 노출되어 있다.

이런 상황에서 과연 어린이들을 충분히 배려하고 지원할

수 있을까? 어른들부터 어린이들까지 스트레스가 연쇄적으로 영향을 미치지는 않을까? 무엇보다 소중한 어린이들을 어떻게 하면 불필요한 스트레스로부터 지켜낼 것인가? 그 방법을 우리 어른들 힘으로 찾아내야만 한다.

|맺|음|말|

스트레스 의식 혁명

스트레스에 관한 연구와 실천의 최첨단 현장을 누빈 여행. 단숨에 해치운 느낌은 어떤 걸까?

'머리말'에서 '스트레스를 멈춘 공처럼 본다'고 했다. 분명히 가벼운 운동은 스트레스가 자율신경에 끼치는 악영향의 세기와 속도를 떨어뜨려 준다. 코핑과 마인드풀니스는 자기를 향해 날아오는 스트레스라는 야구 공을 객관적으로 바라보며 야구 방망이를 계속 휘두르는 것과 같은 대책이다.

이 여행을 통해 이러한 최신 스트레스 대책을 그 구체적인 방법과 배경에 이르기까지 대략적이지만 나름대로 깊이 있게 설명을 했다고 생각한다.

우리는 이 책의 바탕이 된 프로그램 시리즈의 마지막을 이렇게 마무리했다.

"지금 세계는 과학적 방법으로 스트레스에 맞서려는 '의식 혁명'이 시작되고 있습니다. 업무와 가사에 쫓기는 여러

분도 오늘부터 이 혁명을 함께해 보지 않겠습니까?"

솔직하게 이야기하면 '의식 혁명'이란 좀 거창한 느낌도 든다. 하지만 이 책을 덮은 뒤 일상생활에 가벼운 운동, 코핑, 마인드풀니스를 도입해 보자. 그러면 스트레스에 무릎 꿇지 않는 인생이 오늘 이 시간부터 시작된다고 하는 자신감을 확실하게 얻을 수 있을 것이다.

그야말로 작은 의식 혁명이다. 게다가 계속하기만 하면 실제로 기분이나 생활의 질이 향상된다. '어, 효과가 있네'라고 생각될 때가 온다. 이건 우리가 직접 체험한 사실이다.

그리고 만약 앞으로 불행하게도 심각한 스트레스가 덮쳐온다면 다시 책꽂이에서 꺼내 책장을 뒤적여 본다. 그런 식으로 이 책을 사용해 주신다면 우리로서는 더 바랄 나위 없는 기쁨이 되겠다.

다만, 굳이 설명할 필요도 없지만 이런 '셀프케어'에는 한계가 있다는 사실을 명심하기 바란다. 직장에서 느끼는 피로와 심리적인 부담이 너무 힘겹게 느껴지면 일단 관리 담당자와 의논하는 것이 중요하다. 만약 잠을 이룰 수 없다거나 직장이나 학교에 가기 싫다거나, 살기 힘들어졌다고 느끼거나 하는 심각한 문제가 생기거나 신체적인 증상이 있을 때는 절대로 머뭇거리지 말고 전문가와 상담해야 한다. 진료 과목을 알 수 없다면 제일 가까운 내과를 찾아가 의논해도 된다. 직장인이라면 회사 주치의에게 달려가는 방법도 있다.

조금 이상하다 싶으면 전문가에게. 이 말은 스트레스와 함께 살아가면서 어떠한 때라도 잊지 말기 바란다.

자, 여러분. 그럼 언제 스트레스의 '의식 혁명'을 시작하시겠습니까?

지은이 일동

킬러 스트레스

–사람 잡는 스트레스, 그 정체와 대처법

초판 1쇄 발행 2018년 7월 17일
지은이 | NHK특별취재팀(아오야기 요시노리, 우메하라 유키)
옮긴이 | 권일영
마케팅 | 함송이
경영지원 | 이보혜
디자인 | Design co*KKIRI
출력 | 블루엔
인쇄 | 이음피앤피
펴낸 곳 | 에디터유한회사
서울특별시 마포구 마포대로 14가길 6 정화빌딩 3층
전화) 02-753-2700, 2778 팩스) 02-753-2779
출판등록 | 1991년 6월 18일 제313-1991-74호
값 14,000원
ISBN 978-89-6744-190-6 03510
*잘못된 책은 구입하신 곳에서 바꾸어 드립니다.